요가의
역사

요가의 역사

야마시타 히로시 지음

최수련 옮김

인간사랑

차례

범람하는 요가

요가 붐의 도래

2005년 통계에 의하면 미국의 요가 인구는 1650만 명이며, 특히 18~24세의 젊은이로 한정하면 매년 50퍼센트에 가까운 비율로 증가하고 있다고 한다. 요가 붐은 최근 시작된 것이 아니다. 일본에서 요가 연구와 실천의 선구자였던 사호다 쓰루지佐保田鶴治 박사의 일반인을 대상으로 한 책『요가입문』(ヨーガ入門, 1965년 발행, 3쪽)에 의하면, 요가는 이미 당시 구미에서 급속한 세력으로 퍼지고 있어서, 엄청난 수의 요가 교실과 요가 강좌가 개설되고 책이 서점의 한 코너를 점유하고 있었다고 한다. 1970년대의 이야기이다.

그 후 요가는 할리우드를 중심으로 유명 배우와 모델들이 직접 하면서 일약 각광을 받고, 1970년대에 미국에서 광범위한 인기를 얻은 이래로, 세계적으로 폭발적인 유행을 보이기에 이르렀다. 지금도 올랜도 블룸, 신디 크로포드, 미셸 파이퍼, 마이클 키튼, 기네스 팰트로, 줄리아 로버츠, 르네 젤위거, 니콜 키드먼, 안젤리나 졸리 등 많은 유명한 배우들이 요가를 받아들여 체형을 다듬고 있다고 알려졌는데, 마돈나와 맥 라이언 등은 1990년 당시 이미 요가를 실천하고 있었다고 한다.

제인 폰다도 요가에 눈을 뜬 사람이다. 그녀는 한때 에어로빅댄스(소위 에어로빅 내지 에어로빅 엑서사이즈)의 붐에 편승하여 워크아웃 비디오 등을 만들었는데, 언제부터인가 요가 전문가로 변신을 하여 DVD까지 내고 있다. 이 DVD를 시험 삼아 사서 보았더니 매우 단순한 아사나(요가의 자세)를 보여줄 뿐이어서 다소 실망스러웠다.

그 외에 알 파치노, 앤디 가르시아, 스팅, 로빈 윌리엄스, 찰리 쉰, 조디 포스터, 제니퍼 로페즈, 데미 무어, 셜리 맥클레인, 제니퍼 애니스톤(브래드 피트의 전 부인), 클라우디아 쉬퍼 등도 요가를 하고 있다고 한다.

배우들뿐만 아니라 미국에서 활약하는 인도계 영화감독 미라 네이어(1957~ , "샬람 봄베이", "미시시피 맛살라", "몬순 웨딩" 등 여러 편의 화제작을 감독했다)는 요가를 수행한다고 잘 알려져 있다. 촬영에 들어가기 전, 그녀는 미국인 스태프들과 함께 요가에 힘쓴다고 한다. 집중력 같은 측면에서 효과가 있을 것이다. 영화계는 물론 운동선수나 격투기선수 등도 요가를 응용하고 있는 사람들이 적지 않다. 서핑선수 제리 로페즈, 유술柔術[1]가 힉슨 그레이시 등이 대표적이다. 다이버 중에서도 동굴잠수에 요가 훈련을 채용하고 있는 사람이 있다고 한다. 아이슬란드의 가수인 비요크도 요가를 수행하고 있다.

일본에서는 이색적으로 여배우 가토 하루코加藤治子가 오랫동안 요가의 도움을 받아 80대에도 몸이 놀라울 정도로 유연하고 목소리도 젊어 정정하다.

제1차 요가 붐과 현대의 요가 붐

인도 철학자였던 사호다 쓰루지가 요가 연구·실천의 일인자로서 활약한 1960~70년대는 세계적으로 '제1차 요가 붐'이라고 할 만한 시대였다. 70년대에 간행된 사호다 쓰루지의 저서를 보면 당시 미국에 600만 명의 요가 인구가 있으며, 영국에는 수천 개의 요

---

1   유술 또는 주짓수는 일본이 기원으로, 유도의 원형이 되는 무술이다

가교실이 설립되었고, 독일, 프랑스, 스위스에서도 요가가 크게 융성하고 있다고 소개되어 있다.

이러한 제1차 붐의 숨겨진 주역은 비틀즈이다. 그들은 초월명상(트랜센덴셜 메디테이션)이라는 독자의 요가 명상법을 내세우며 인도 각지에 명상센터를 열고 있던 마하르시 마헤쉬 요기(1917?~2008)의 가르침에 관심을 보여 1968년에 인도를 방문했다. 미디어가 비틀즈를 따라다니며 인도로 몰려와, 거기서 요가를 '발견'했던 것이다. 마약의 만연 등으로 볼 수 있는 베트남 전쟁의 장기화에 동반한 미국사회의 황폐화, 젊은이들의 대항문화 지향, 정신성과 명상법에 대한 관심, 동양문화에 대한 동경 등도 당시의 시대 배경이라 할 수 있다(마헤쉬 요기에 대해서는 8장에서 자세히 소개한다).

비틀즈의 인도 여행으로도 촉발되어 형성·강화된 이 제1차 요가 붐이 오늘날 세계적인 요가 열풍의 밑바탕이 되고 있다. 현재의 붐은 아마도 "제2차 요가 붐"이라고 불러야 할지도 모르겠다.

제1차 요가 붐이 절정기를 지났을 무렵, 1980~90년대는 에어로빅댄스가 세계적으로 대유행을 하여, 요가가 한때 존재감을 잃고 잊히는 듯 보였다. 일본에서도 에어로빅댄스와 함께 태극권의 인기가 높아져서 요가를 압도했다. 이 시기, 요가를 모방한 수법을 받아들인 컬트집단·옴진리교가 일련의 흉악 범죄를 일으킨 것도 요가의 인기 저하에 타격을 가했다.[2] 그러나 할리우드의 요가 열기가 요가 붐을 다시 일으키는 결정타가 되어, 어느새 에어로빅이나 태극권의 인기를 요가가 대신하고 있다.

왜 에어로빅댄스나 태극권의 인기는 여의치 않고 요가가 재평가되었을까? 요가와 에어로빅댄스의 인기가 몸매 가꾸기나 몸에 대한 자각과 연결된 것은 부정하지 않으나, 요가와 에어로빅댄스의 차이는 뚜렷하다.

에어로빅댄스의 경우, 때로는 격한 동작을 동반하여 관절이나 근육을 아프게 하는 경우도 있다. 심한 경우에는 근육이 절단되거나 호흡에 변조를 일으키는 등, 과도한 운동에 의한 문제도 표면화되었다. 특히 여름에 체력의 소모가 심하다는 지적도 있다. '건강'을 주장하고 있음에도 불구하고 건강 피해의 측면도 주목되어, 차차 열기가 식게 되었다. 이리하여 요가가 다시 각광을 받게 되는 호기가 도래한 것이다.

그러나 이번의 붐은 '마음'의 문제에도 중점을 두었던 제1차 붐과는 상당히 양상을 달리하고 있다. 정신적 부분이 강조된 경향이 있던 제1차 붐에 대한 반동 내지는 반항이라 할까, '신체'의 측면에

---

2   옴진리교는 아사하라 쇼코麻原彰晃가 1984년 요가를 수행하는 옴신선회를 개설하면서 출발한 신흥종교다. 1995년 3월 20일 도쿄 지하철에서 승객에게 맹독성인 사린가스를 뿌려 13명이 사망하고 6,000여 명이 중경상을 입었다. 또한 피해자를 돕던 변호사 일가족 3명과 교단 간부를 살해했다. 법원은 사린가스 테러 등 13개 혐의에 대해 유죄를 인정하고 2018년 7월 6일에는 옴진리교 교주인 아사하라 쇼코를 비롯한 간부 7명에 대한 사형을 집행했다.

크게 치우친 요가가 주도하고 있다.

요가의 과대선전과 편승광고

　일본에서 요가가 어떻게 받아들여지고 있는지를 조사하기 위하여 신문 광고, 웹 홍보 등 요가를 둘러싼 미디어의 '언설'을 최대한 수집해 보았다. 눈에 띄는 것은 미용이나 건강에 대한 요가의 효용을 설명하고 요가교실을 선전하는 내용이다. '뱃살이 허리 위로 올라와 있었는데, 요가로 허리가 날씬해졌다.' 이는 XX요가교실을 다니는 사람의 체험담으로 인터넷에서 소개되고 있다(XX는 고유명사이므로 가명으로 하고 있다).

　'몸과 뇌까지 건강하게! 뇌활성화! XXX요가에서 활기찬 생활을!'은 최근의 뇌에 대한 관심을 의식한 요가 교실의 광고 카피이다. 'XXX요가에서, 삼림의 향기를 더한 새로운 버전'은 요가를 삼림욕 등 생태적인 이미지와 결합시킨 사례이다. 이 광고지에는 서양인 남녀가 등을 맞대고 좌선을 하는 사진이 중앙에 크게 실려 있다. 확실히 선禪과 요가는 역사적으로 연결되어 있으나 완전히 동일하지는 않다. 이와 같이 요가와 트랜디하거나 고상한 이미지를 가진 것들을 연결시켜 요가의 선전에 이용하는 '편승형' 카피는 일일이 셀 수 없다.

'예뻐지는 페이셜 Yoga', '사람이 태어나면서부터 지닌 "예뻐지는 힘(자연치유력)"을 높여 건강한 피부를 유지하는 XXX입니다.' 이 두 가지 문구는 모 화장품회사의 의료용화장품 선전에 요가를 채용하고 있는 예이다. '페이셜 Yoga'라는 것은 얼굴 근육을 단련하여 훨씬 풍부한 표정을 만드는 것이라고 한다. 안면 운동(얼굴근육 마사지?)과 요가는 근본적인 관계가 없다. 마찬가지 광고가 요가의 본고장인 인도에도 만연하고 있다. 본질을 벗어난 요가의 상품화는 경제발전의 한복판에 있는 요가의 고향 인도에서까지 이루어지고 있다.

아무리 보아도 신체를 접고 피는 운동으로 밖에는 생각할 수 없는 것까지 '요가'라고 이름 붙여 선전되는 일도 있다. 단순한 스트레칭과 요가의 큰 차이는 호흡법에 대한 세세한 배려가 있고 없고의 차이다. 바디숍 요가라는 것도 있다. 이것도 화장품 회사의 홍보 전략과 연결되었다고 할 수 있다.

요가가 완전히 다른 상품의 광고에 교묘하게 이용되고 있는 사례도 눈에 띈다. 예를 들어 태국어 신문에 연재된 광고인데, 스타일이 좋은 서양인 여성이 방석 위에 책상다리를 하고 앉아 손으로 인(印)을 만들어 요가풍의 명상에 빠져있다. 이는 얼핏 보면 요가교실 광고로 보이나, 실은 건강방석 광고이다. 요가의 건강 이미지가 약삭빠르게 방석 광고에 이용되고 있다. 방콕의 영자신문은 자사의 건강특집을 예고·선전하기 위하여, 바다를 향하여 요가 포즈를 취한 백인 여성의 모습을 이미지 광고로서 게재하고 있다. 태국에서도 '요가=건강'이라는 통념이 형성되고 있다. 요가가 지닌 서양적 이미지나 태국인의 구미 콤플렉스도 엿보이는 사례라 할 수 있다.

좋은 이미지를 요가와 결합하여 요가를 홍보하는 면이 있지만, 역으로 요가의 호의적 이미지에 편승하여 다른 상품을 홍보하는 경우도 있다. 요가의 이미지가 상업주의와 강하게 연결된 형태로 소비되고 있음을 잘 알 수 있다.

요가 관광

친환경관광이나 의료관광이 아니라 '요가 관광'도 있다. 외국에서의 요가 수련을 유도하는 것으로, 주 목적지는 요가의 '본고장 미국'이다. '미용유학'이라 칭하고 요가의 미용 효과를 구실로 외국여행 상품을 파는 여행사도 있다. 요가와 영어회화 학습을 끼워 파는 여행선전도 있다. 이들의 목적지는 대개 미국이다.

인도의 요가아슈람(요가도장)을 돌아보는 요가 관광은, 내 기억으로는, 1980년대 일본에 이미 존재하고 있었다. 당시 미국을 목적지로 하는 요가 관광이 있었다는 기억은 없다. 그러나 그 후 할리우드의 유명인들이 차례로 요가를 시작하여 미국의 요가 붐에 불을 지펴 미국이 요가의 중심이라는 이미지를 강하게 심어, 일본에서는 요가 관광의 목적지 대부분을 미국으로 옮기게 되었다. 이와 함께 인도는 '요가의 본고장'에서 '요가의 발상지'로 사실상 격하되었다(그러나 인도의 입국심사 신청서를 보면 여행 목적란에 '요가'가 하나의 항목으로 올라와 있다. 현재에도 요가를 위해 인도를 방문하는 사람이 많은 것은 사실이다).

발리에서 요가를 배우는 여행사의 기획도 많다. 발리에서 요가는 구미인이나 호주인 사이에 유난히 유행하고 있다. 최근에 발리(특히 우붓 등)에 가면 요가 광고가 많다는 것을 알게 된다. 발리는 지금도 힌두문화가 숨 쉬는 섬이지만 요가 그 자체와의 밀접한 관련은 역사상 그다지 알려져 있지 않다. 여기에서도 확대해석하면 국제관광의 선봉을 맡고 있는 요가의 모습이 보이기도 안보이기도 한다.

이와 같이 요가는 현대의 왕성한 상업주의와 결합하여 그 자체가 '산업'이 되고 있다. '요가 산업'이 그 이외의 업계와도 제휴하여, 서로 도움을 주고받는 관계를 구축하고 있다고 보인다.

1970년대부터 요가의 실천과 지도에 노력해왔다는 일본의 유명한 요가 교사가 최근에 요가 책을 출판했다. 요가의 여러 체위를 해설하는 책으로, 부록으로 날씬한 여성 모델의 포즈 모습을 수록한 DVD까지 주고 있다. 일본에서 잘 팔리는 상품인 'DVD를 첨가한 요가 교본' 중의 하나이다. 그 책에서 요가의 목적으로 '신체를 날씬하게 한다', '다리가 예뻐진다', '허리나 하복부를 다잡는다', '양

팔과 등을 말끔하게 만든다', '주름이나 늘어짐이 없는 작은 얼굴을 만든다', '생리통이나 변비 등을 해소한다' 등의 문구를 보면 한결같이 신체와 관련한 효과만이 강조되고 있다. 심리 면에서의 효용으로는 단지 '내면으로부터 아름다워진다'만이 매우 조심스럽게 게재되어 있다. 이것도 공을 들여 '아름다움'이라는 단어를 선택하고 있다. '미용'이라는 관념에서 벗어나지 않는 것이다.

최근의 요가 인기에 편승하려는 출판사의 의향에 따르는 것으로 생각되지만 '마음' 부분이 너무나 가볍게 취급되고 있는 것 아닐까? '몸'에 대한 효용도 요가 실천의 중요한 목적임은 틀림없지만 그것은 어디까지나 요가의 일면에 지나지 않는다. 요가는 '마음'과 '몸'의 상호관계를 추구하는 체계이다. 정신을 맑게 하는 과정에서 신체도 건강하게 되고, 신체를 건강하게 하는 과정 중에서 영혼의 치유도 이루어지기 때문이다.

요가의 인기가 지속되는 이유

붐이라고 말하면 그것으로 끝이지만, 이렇게까지 사람의 마음을 사로잡는 데는 그에 상응하는 이유가 있다고 짐작된다. 우선 요가에는 특별한 설비나 도구가 필요 없다. 혼자나, 둘이나, 그룹으로 수행하는 것이 가능하다. 장소도 고를 필요 없고 어느 곳이나 가능하다. 운동의 성격상 신체에 대한 급격하며 과도한 부담을 동반하지 않고, 몸 전체의 근육이 강화된다. 기본적으로 유산소운동이기에, 운동 후에 근육통이나 피로감이 아니라 독특한 상쾌함과 만족감이 있다. 요가는 서거나 앉을 때의 올바른 자세도 가르치기 때문에, 컴퓨터 작업을 하거나 장시간 같은 자세로 업무를 하는 현대인에게 적합하다. 실제로 5분요가, 오피스요가, 의자에 앉은 채로 할 수 있는 초보 요가 교본도 많다.

이런 점에서 요가는 인도에 국한되지 않고, 전 세계 사람들에게 널리 받아들여지는 요인·조건·소지를 갖추고 있다고 말할 수 있다. 요가는 단시간, 가령 5분이라도 운동이 가능하나, 기공은 흐름을 완결하기까지 일정 시간을 투자해야 하기 때문에 요가와 완전히 같다고 말할 수 없다.

조깅이나 에어로빅댄스는 기본적으로 신체 단련이 주요 목적이다. 반면에 요가는 심신을 분리하지 않고 전인적인 단련과 치유를 지향한다. 요가는 유산소운동(산소를 흡입하여 지방을 태우는 운동)의 범위에 들어간다. 유산소운동은 어느 정도 시간을 들여 행하면 칼로리 소비를 촉진하여 지방을 태우기가 쉽다. 심장이나 혈관의 건강을 유지하는 측면에서도 효과적이다.

그에 비해 무거운 것을 한 번에 들어 올리거나 전속력으로 달리는 운동, 요컨대 무산소운동은 근육 중의 글리코겐이 에너지원이 되어 지방을 연소하지 않는다. 러닝머신에는 운동 중의 칼로리 소비량이 표시되기는 하나, 한 시간 벨트 위를 달리더라도 칼로리 소비는 고작 밥 한 그릇 정도라고 한다. 반면에 호흡을 계속하며 천천히 행하는 요가는 지방연소에 뛰어나서 다이어트 효과도 기대할 수 있다. 젊은이를 중심으로 하는 최근의 요가 인기를 푸는 열쇠는 아무래도 이것과 관련 있는 듯하다.

다양한 명칭

요가의 인기는 세상에 범람하는 명칭의 범위를 살펴보는 것으로도 가늠할 수 있다. 거기에는 여러 가지 단어나 말이 범람하고 있다. 인도의 용어에서 유래하는 라자요가rāja yoga나 하타요가 haṭha yoga, 꾼달리니요가kuṇḍalinī yoga, 빈야사요가vinyāsa yoga, 사다나요가sādhana yoga, 옴요가om yoga에서 시작하여 영어권의 파워요가, 하이브리드요가, 익스트림요가, 내추럴요가, 플로우flow 요가, 할리우드요가, 요가피트fit, 나아가 타이요가, 선요가, 음陰요가 등 수많은 종류의 요가교실이나 책이 넘쳐나서 어지러울 정도다. 전통을 의식한 것부터 신기축을 강조하는 것까지 매우 다양하다.

필라테스요가도 있다. 필라테스를 채용한 요가라는 선전이다. 애초에 '필라테스'란 20세기 전반에 활약한 요제프 필라테스(Joseph H. Pilates 1880~1967, 독일에서 태어나 뉴욕에서 사망)가 개발한 운동을 가리킨다. 요가와 필라테스를 한 단어로 한 '요가라테스'라는 기괴한 조어도 있다. 파워스필라테스라는 것도 있는데, 파워요가(아슈땅가요가aṣṭāṅga yoga를 기초로 미국에서 개발된 운동량이 큰 요가)와 혼동하기 쉬우나, 이것은 필라테스 풍의 요가를 계승하여 종래의 요가에서 잘 다루지 않는 섬세한 근육을 단련하는 방법을 개발한 스테파니 파워스(여배우)에서 유래한 명칭이다(파워필라테스 책은 베트남 호치민 시의 작은 서양서점에서도 본 적이 있다. '피트니스'의 세계화가 최근 추세이다).

각종 요가 광고 문구에서도 심장에 좋다, 호흡기에 좋다, 다이어트나 피트니스에 최적, 신체에서 독소를 씻어낸다, 혈액순환을 좋게 한다, 스트레스를 해소시켜 준다, 신체를 유연하게 한다, 대사를 활발하게 한다, 체내 에너지의 흐름을 원활히 하여 준다, 집중력을 높여 준다, 마음이 적극적이 된다, 심신을 이완하여 준다 등 여러 효과를 열거하고 있다. 힐링이나 명상을 연결하여 파는 경우도 있다.

요가의 '거품'

목적별, 대상연령별, 인구수별에 따라 요가를 구분하기도 한다. 임신부를 위한 요가(프리네이털 요가), 산모를 위한 요가(포스트네이털 요가), 유아를 위한 요가, 특정한 병에 효과가 있는 요가, 그룹이나 페어로 행하는 요가 등이 그것이다.

　이렇게 세상에 범람하는 '요가'라고 부르는 것을 잘 관찰해보면 확실히 백가쟁명, 나쁘게 말하자면 혼돈상태이다. 그러나 적어도 옥석이 뒤섞여 있을 것이다. 일반 사람들을 현혹할 수 있는 트릭과 같은 용어법도 발견된다. 요가와 피트니스, 요가와 (태극이나 에어로빅 등) 다른 체계, 컴뱃combat 요가와 무술 등, 애매하게 구별한 의도적인 용어나 개념의 혼용, 혼성도 있다. 요가라는 명칭을 사용하면서 요가와 관계가 없는 것까지 있다. 오로지 요가 붐에 편승하여 돈을 벌기 위한 일변도로 보이는 요가도 있으며, 컬트 같은 요가도 있다. 댄스나 발레와 조합을 이룬 요가(요가댄스 또는 댄스요가)를 홍보하기도 한다. 이런 상황에서 '진품'과 '유사품'을 확실히 분별하지 않으면, 혼란·오해·오용이 증폭하지 않을 수 없다. 확실히 요가의 난립이다.

　30년 전에는 요가의 종류가 결여되어 선택의 폭이 극히 한정되었으나, 지금은 많은 스타일이 개발되어, 일견 사람들의 다양한 요구에 응할 수 있게 되었다. 한편, 모든 것에 정통한 실천가나 전체를 통합하는 체계의 결여도 인식되고 있다. 새로운 요가의 체계를 부르짖는 구루(요가지도자)는 '이것이야말로 진정한 요가'라고 통합적 요가, 홀리스틱한 요가의 스타일을 수립했다고 자임하며 호언한다. 그렇지만 그러한 구루가 늘어날수록 요가의 통일성은 반대로 없어지고 있다. 얄궂게도 '요가의 거품'이라고도 형용할 수 있는 요가 붐 가운데에서 요가의 전통은 오히려 위기 상황을 맞고 있다고 해도 과언이 아니다. 거품이 꺼졌을 때 과연 무엇이 남을 것인가?

이러한 위기의식은 1970년대에 이미 자각되어, 앞서 소개한 사호다 쓰루지는 『요가입문』(5쪽)에서 당시의 경향을 걱정하며 요가의 미래에 대해 우려를 표명하고 있다.

이미 유럽에서도 요가가 유행함에 따라 요가를 둘러싼 잘못된 이해나 엉터리 첨가, 하찮은 개조가 횡행하고 있다고 지적받고 있습니다. (중략) 일본에서도 이러한 경향은 점점 커질 것입니다.

사호다 쓰루지는 같은 책에서 다음과 같이 경고하고 있다.

('가짜 요가')가 보급된다면 요가 수련의 효과가 없는 것은 그렇다치고, 유해한 결과가 나타날 수도 있습니다.

이 책의 목적

일본 요가의 개척자 같은 존재인 사호다 쓰루지의 우려는 지당하다. 9장에서 소개하는 것처럼, 일본보다 요가가 번성한 싱가포르 등에서는 지금 부적절한 요가의 수행에 의해 염좌나 탈구가 빈발

한다고 보고되어, 미디어에서도 맹렬히 경종을 울리고 있다. 그가 말하는 '가짜 요가'란 '사기 요가', '거짓 요가', '모조 요가'이다. 그가 죽은 지 20년이 지난 지금, '가짜 요가'는 줄기는커녕 한층 더 만연하는 듯 보인다. 그의 예언이 적중한 것이다.

산스끄리뜨어 지식은 그렇다 치고, 전통적인 요가에 대한 기초 소양이 없는 사람이 제법 구루인 척 이름을 내세우고, 자신만 만족하는 요가를 설명하기도 한다. 요가와 관계가 없는 것을 요가라 칭하고, 때로는 별개의 독립된 체계와 요가를 '퓨전'이라는 이름으로 무절제하게 뒤섞고 있다. 요가에 대한 충분한 지식이나 원어에 대한 최소한의 지식조차 부족한 사람이 독선적인 요가책을 저술하던가, 외국 전문서를 번역하기도 하고 있다. 전자도 문제지만 후자도 곤란한 것이다. 권위 있는 해외 저작도 역자의 지식과 역량부족 때문에 오히려 진의가 손실되고, 문장의 뜻이 왜곡되어 번역되기도 한다. 이렇게 되면 모처럼의 명저도 가치가 반감된다. 범람이라고까지 부를 수 있는 상황 중에서 '진짜'가 어느 정도 섞여 있는 것도 사실이다. 그렇지만 옥석이 섞여 있는 가운데 초심자가 '옥'을 구별하는 것은 어렵다.

현대의 요가를 둘러싼 언설과 실천은 여러 설명이 뒤섞여 바야흐로 혼돈상태를 보이고 있다. 이러한 상황은 이미 사호다 쓰루지가 30년도 전에 한탄했던 그대로이다. 그가 우려한 상황이 현대의 요가 붐 중에 나타나고 있으며, 날이 갈수록 더 심해지고 있다.

현대 사회에 차고 넘치는 '요가' 중에는 진실한 요가의 일부만을 잘라내어, 고의로 과장하고 전체적인 요가 본연의 상태를 크게 왜곡시키는 것도 있다. 여기에서 원점으로 돌아가 볼 필요가 있을 것이다.

저자는 전문분야 관계에서 산스끄리뜨어 등 고전어의 트레이닝을 받아 인도사상의 연구를 지망하여 왔다. 스승을 따라 요가수행을 하고, 해외에서 각종 요가를 시험해보고, 외국의 요가 사정에도 식견이 있다. 본서는 요가에 대한 여러 가지 정보와 실천이 세상에 범람하는 지금, 요가의 본질과 유래를 찾아 그 발전의 역사를 고대에서부터 현대까지 살펴보려는 시도이다. 요가의 진정한 모습을 부각시켜, 현대사회에서의 요가의 의의와 효용을 재인식하고 싶다.

본서가 요가의 진수, 요가의 원점에 가까이 가는데 일조를 하여 진실한 요가 발견에 미력하나마 도움이 된다면 다행일 것이다.

(참고로 이 책에서 『요가 수뜨라』 등 산스끄리뜨어 문헌에서 인용한 부분은 굵은 글씨로, 그 외 근현대 책에서 인용한 부분은 일반체로 표시한다.)

제1장

요가의 어원과 관련용어

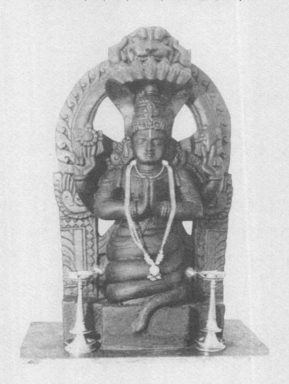

요가인가 요-가인가?

요가의 원점으로 여행을 떠나면서 '요가'의 어원 문제부터 탐구해 보자. '요가'의 어원에 대해 시중에 나도는 책을 펴보면 어느 책이나 그럴듯한 설명을 하고 있지만 만족할 만한 해석을 접한 적이 없다. 일본에 올바른 요가가 전해지고 있는 것인가, 뿌리내리고 있는 것인가, 이것만으로도 불안해진다. 먼저, 일본에는 '요-가ㅋ-ガ'와 '요가ㅋガ'라는 두 가지 표현이 혼재되어 있다. 도대체 어느 것이 맞을까?

요가의 어원을 찾아보면 산스끄리뜨어(범어)에 도달하게 된다. '요-가' 내지 '요가'의 어원은 고대 인도에 있다. 그러면 어느 발음 표기가 맞을까?

산스끄리뜨어 모음에는 원칙적으로 단모음과 장모음의 구별이 있는데, 에 발음과 오 발음에 한하여 구별이 없이 모두 장음으로 발음하도록 정해져 있다. 따라서 산스끄리뜨어의 표기에 사용되는 데바나가리 문자를 로마자로 바꾸어 사용하는 때에도 일부러 장음기호를 붙이지 않는다. 예를 들어 deva(신)는 '데-바'라고 장음으로 읽고 '데바'라고 읽지 않는다. soma(주신)는 '소-마'이며 '소마'가 아니다. 이러한 규칙에 따르면 yoga는 '요가'가 아니라 '요-가'라고 발음된다. yōga라고 장음기호가 붙여져 있으면 '요-가'라고 발음하는 것이 일목요연하나, 로마자에서는 보통 yoga라는 형태로 표기되기에 이러한 규칙을 알지 못하면 무심코 '요가'라고 읽게 된다.

다만 산스끄리뜨어와 힌디어의 장음은 고의로 길게 발음하는 경우를 제외하고, 일본어의 장음과 비교하면, 마음대로 짧게 발음하는 경향이 있다. 그러므로 일본인의 귀에는 '요-가'라기 보다는 '요가'로 들리기도 한다.

때에 따라 일본에 넘치는 '요가'라는 표기는 산스끄리뜨어에서 차입된 yoga라는 영어단어를 그대로 로마자 읽기를 한 것일지도 모른다. 무엇보다 영어에서는 이중모음을 포함한 '요우거/jóugə/'가 올바른 발음이다.

yoga는 1990년대부터 크게 유행을 한 덕분에 영어에서도 일상적인 어휘의 무리 안으로 들어가게 되었다. 대개 영어사전에서 yoga는 표제어에 첨가되어 있다. 그런데 지금은 누구라도 아는 어휘가 되었지만, 처음에는 요거트(/jóuɡərt/로 발음)로 잘못 듣는 경우도 있었던 듯하다. 영어에서는 단어의 끝이 무척이나 약하게 발음되기에 충분히 가능한 이야기이다. yoga의 형용사형인 yogic도 영어에서 사용하는 어휘가 되었다.

최신의 영어사전에서는 yogism(요가의 수행, 요가의 철학)이나 yogarobics(요가로빅스) 등의 단어마저도 수록되어 있다. 일본에서도 '요가루'(요가를 하다)라는 단어가 젊은이들 사이에 유행하는 듯하다.

요약하자면 '요-가'든 '요가'든, 어느 쪽이 절대적으로 옳은가는 일률적으로 말할 수 없으나, 이 책(일본어 원서)에서는 고전학의 관용에 따라 원칙적으로 '요-가ㅋ-ガ'라 쓰는 것으로 통일하고자 한다.[3] 어찌 됐든 세간에 나와 있는 통속적인 요가책은 '요가'라는 단어에 한하지 않고, 산스끄리뜨어의 장음과 단음의 표기방식이 완전히 엉터리이다. 그것만으로도 저자나 역자에 대한 신뢰감이 약해져 읽을 의욕조차 사라지고 만다.

---

3 우리나라에서는 장단음 표기를 하지 않기에 이 책에서는 요가라고 표기하겠다. 하지만 저자의 지적처럼 요가의 원래 발음은 요-가이다.

'요가'에 대응하는 유럽단어

산스끄리뜨어의 요가는 나중에 서술하는 것처럼 영어의 yoke 와 같은 어원이다. 산스끄리뜨어는 인도·유럽 어족(인구어印歐語) 으로 분류되어, 같은 언어군에 속하는 고대 그리스어나 라틴어 등 고전어, 나아가 영어, 프랑스어, 독일어, 러시아어 등 현대어도 많은 동일 계통의 언어를 지닌다. 실제로 산스끄리뜨어의 yoga라는 단 어를 보면, 동일 계통의 단어로서 그리스어 zugos, 라틴어 iugum, 러시아어 igo, 프랑스어 joug, 스페인어 yugo, 독일어 Joch 등을 예 시할 수 있다.

이들은 어디까지나 어원이 같은 단어로, 산스끄리뜨어로부터 차용한 언어가 아니다. 적어도 인도·유럽 조어祖語 가운데 yoga 등 일련의 대응어의 기원이 되는 어휘가 존재하고 있어, 조어가 인 도·유럽 여러 언어로 갈라져 전개되어 가는 과정에서, 여러 가지 언어에 일정의 음운변화를 동반하면서 이어졌다고 생각된다. 인 도-유럽 비교언어학 중에는 인도·유럽의 조어의 형태인 yeug가 재건되고 있다. 역시 yoga는 영어의 join(더해지다), joint(접합) 등과 도 어원이 동일하다.

이러한 어원이 동일한 단어 외에, 예를 들어 현대 프랑스어는 영 어에서 유래하는 yoga라는 단어 자체도 차용하여 '요가'라고 발음 한다. '요가수행자'를 나타내는 yogi라는 단어도 있다. 현대 독일어에서도, 영어에서 들어간 Joga(요가)나 Jogi(요기)라는 단어도 보인다. 이탈리아어에서도, 영어에서 유래한 yoga' ioga(둘다 요가라 발음)나, '수행자'라는 뜻의 yogin 또는 yoghin이라는 단어가 있다. 고대 인구어에서 유래하는 어휘나, 영어에서 온 yoga 관계의 차용어휘가 현대어 속으로 들어와 섞인 것이다.

　인도아대륙에 눈을 돌려보자. 인도·유럽계 여러 언어(근대 인도·아리아어)가 분포되어 있는 북인도에 비해서, 남인도에는 북인도의 언어와 계통이 전혀 다른 드라비다어족의 여러 언어(따밀어, 깐나다어, 뗄루구어, 말라알람어 등)가 분포되어 있다. 이 언어군에서 '요가'에 해당하는 단어는 똑같이 요감(또는 요함)이라고 발음한다. 이는 산스끄리뜨어로부터 차용한 어휘이며, 본디 드라비다어에서 유래하지 않았다. '요가'라는 단어 자체는 헛갈릴 것 없이 인도유럽어가 기원이다. 단지 '단어'로서 요가의 유래가 인도유럽어라고 하더라도, 수행으로서의 요가가 인도유럽계의 문화로 거슬러 올라간다고 바로 결론지을 수는 없다. 이 문제는 2장 이후에 자세히 설명한다.

　2장에서 설명하는 것처럼, 인더스문명의 언어가 인도·유럽 어족이었다는 보증은 전혀 없다. 만약 요가가 인더스문명 시대부터 알려졌다면, '요가'는 다른 어원의 단어로 불리었을 것이리라. 어떠한 용어로 표현되었는지 흥미가 사라지지 않으나 지금은 알 방법이 없다.

요가의 원래 뜻

그렇다면 산스끄리뜨어 yoga는 대체 무엇을 의미하는 것일까? 이와 관련하여 영어의 대응어 yoke는 동사로서 '고삐로 묶다, 결합하다, 연결하다, 하나가 되다'라는 뜻을 지닌다. 명사로서는 '고삐' 외에 '올가미, 구속, 지배, 속박' 등의 의미가 있다. 이에 대하여 산스끄리뜨어 yoga는 오로지 명사로 사용되어, '올가미, 결합, 연결'의 의미가 된다. 앞서 제시한 여러 유럽어의 대응어도 대개 '고삐' 또는 '고삐로 묶다'를 의미한다.

산스끄리뜨어 명사 yoga는 $\sqrt{yuj}$ (멍에로 묶다)라는 동사 어근에서 파생한다. 이 동사는 문자 그대로 '소와 말을 멍에로 묶다', '소와 말에 장신구를 붙이다', '말을 차에 묶다' 등의 행위를 가리키나, 뜻이 바뀌어 'A를 B에 묶어 잠그다, A와 B를 하나로 묶다'라는 일반적 용법도 생겼다고 볼 수 있다. 산스끄리뜨어 학자 F. 에저튼 (Franklin Edgerton 1885~1963) 등도 이 설을 취한다. 그는 원 뜻을 토대로 '활동적·정력적으로 목적을 지니고 이용을 한다'라는 의미로 발전했다고 주장하고 있다.

소와 말을 멍에로 묶는 것이 고대 아리아인의 이동수단으로서 마차 등의 관념과 관련되어 있을지도 모르며, 농경에 관련된 어휘로서의 가능성도 배제할 수 없다. 어쨌든 고대적 생업의 모습이나 생활양식과도 깊이 관련된, 어디까지나 일상적인 어휘였다는 사실은 분명하다.

'멍에로 묶다'라면 일본어에서는 패배의 느낌이 동반되기 쉬운
데, 실제로 고대 인도에서도 부정적인 의미로 사용된 예가 있다. 초
기의 불교경전에서 '요가'는 번뇌(마음을 괴롭히는 헛된 생각)와 같은
의미로 사용되어, 전통적으로 액軛(=멍에)이라고 번역하고 있다. 욕
欲(=색色 등의 5경境에 대한 식상識想), 유有(=삼계三界에서의 생존),
견見(=잘못된 견해), 무명無明(=사제四諦에 대한 무지)을 네 가지 멍
에四軛라 부르며 익혔다. 인간의 자유를 속박하는 '차꼬'와 같은 어
감을 지니고 있다. 그러나 이후의 불교(대승불교)에서는 '요가'가 수
행, 특히 마음통일의 수행이라는 긍정의 의미로 사용하게 되었다.
확실히 소와 말이 멍에로 차와 하나로 묶이게 된 때야말로, 유용성
을 발휘할 수 있기 때문이다. 어찌 됐든 '요가'가 원시불교에서 번뇌
와 동일한 뜻으로 사용되었던 예가 있는 한편, 대승불교나 요가학
파의 수행체계에서는 미혹을 억제하는 수단의 의미로 사용되고 있
다는 점은 흥미롭다.

그렇다면 요가란 무엇과 무엇을 연결하여 묶는 것일까? $\sqrt{yuj}$ 의
원래 뜻에 대하여, 비교종교학자 폴 마송 우르셀(Paul Masson-Our-
sel, 1882~1956)은 '원래 yuj라는 단어는 어떤 별개의 것과 "결합하
다"는 의미가 아니라 "자기 자신을 절대적으로 결합하다"는 의미'
라고 설명한다. 나아가 동사어근 $\sqrt{yuj}$ 의 과거수동분사형인
yukta(육따)라는 단어를 '결합의 상태에서 통일하다'라는 의미로

해석한다. 같은 단어가 명사로 사용되면 '결합의 상태에 있는 (자)', '통일된 상태에 있는 (자)'라는 의미가 된다. 마송 우르셀은 '절대자와의 결합', '숭배자와 그(=요가를 하는 사람)가 존중하는 근본원리와의 관계'라는 함의가 있다고 지적한다(『요가Le Yoga. Collection』 일본어판 12쪽).

다시 말해 마송 우르셀은 yoga란 (타자가 아닌) '자기 자신과 결합하는 것'이며, 그로부터 파생된 분사인 yukta(영어의 "yoked"에 해당한다)는 '절대자와의 결합'을 의미한다고 말한다(마송 우르셀을 포함해 인도학자 장 필리오자(Jean Filliozat 1906~1982) 등도 yoga를 '자기와의 결합'이라 한다). 일견 모순인 듯하지만, 결합하는 대상을 '자기 자신의 깊은 곳에 숨어있는 절대적 존재'라고 해석하면 해석상의 곤란은 해소된다. 이 경우 절대자란 '신'인가? 이는 요가의 본질에 관계된 중요한 문제이기 때문에 나중에 자세히 살펴보려고 한다.

요가의 의미 확장

후대에 '요가'가 어떤 수단을 더하여 종교적으로 최고의 상태나 경지에 도달하기 위한 과정을 나타내는 단어로 용법이 확대되어, '까르마요가(karma yoga 결과를 살피지 않고 행위를 철저히 하여 해탈에 나아가는 길)', '박띠요가(bhakti yoga 한 마음으로 절대신에 귀의하여 해탈에 나아가는 길)', '갸나요가(jñāna yoga 진리를 깨닫는 지혜를 얻어 해탈에 나아가는 길)' 등의 복합어휘가 나타난다. 까르마요가, 박띠요가, 갸나요가 등의 개념은 이미 '바가바드 기따'(Bhagavad Gītā 기원전 2세기~서기 1세기 경?)에 나타난다. 네덜란드 인도학의 권위자인 얀 곤다(Jan Gonda 1905~1991)는 요가의 기본 뜻으로서 '훈련된 행위 또는 일정 방법에 기초한 훈련, 몸과 마음의 단련錬成'을 인정하는데, 그렇게 생각하면 이러한 의미의 전개는 자연스럽게 보인다.

이렇게 '요가'의 함의가 확장된 것에 대하여, 현대를 대표하는 요가의 구루인 B. K. S. 아이엥가(Iyengar)는 '잘 세공된 다이아몬드가 수많은 면을 지니고 각기 다른 빛과 색을 발하는 것처럼, 요가라는 단어도 각각의 면이 다른 의미를 지니고 있어, 마음의 평화와 행복을 얻기 위하여 정진해야 하는 여러 가지 면을 제시하고 있다'(『요가의 등불Light on Yoga』)라고 설명하고 있다. 이는 '요가'의 원래 의미가 아니라 후세에 확장된 의미 범위를 토대로 설명한 것이다.

후대에 '해탈'이 신에 의한 '구제'라는 의미를 갖는 경우가 늘어 '요가'라는 단어도 어감상 유신론적인 울림을 띠게 되나, 초기 단계에서 이미 지고신 관념과 떼어 놓을 수 없이 결합되어 있었는지는 어디까지나 의문이다. 한편 '요가'의 의미를 '사상과 행동을 결합시키는 것', 간단하게 말하자면 '마음과 신체를 결합시키는 것'이라고 파악하는 학자도 있다. '요가'의 의미를 '육체와 마음과 영혼의 모든 힘을 신과 결합시키는 것'이라 주장하는 실천가 아이엥가의 견해도 있다. 그에 의하면 앞서 서술한 yukta(육따)는 '자신이 신과 결합된 상태'를 가리킨다.

어찌 됐든 실천가뿐만이 아니라 연구자도, 각자의 입장·생각에서 '요가'라는 단어가 함의하는 '결합'의 의미를 해석·규정하고 있어, 꼼꼼하게 조사한 실증적 절차나 문헌상의 근거에 기초하여 논하지 않는 경우가 많다고 생각된다.

또한 태국어에서 '요가'는 음을 표기하여 '요카'라고 쓴다. 단지 실제 발음에서 '요'에 강세가 있는 것처럼 들리지 않는다. 평탄하게 (또는 마지막 음절에 악센트가 있는 것처럼) 들린다. 미국식 요가가 유행하는 장소에서 요가는 '시민권'을 지닌 단어가 되고 있다.

유가瑜伽라는 한역어

덧붙여서 동아시아에 전파된 대승불교의 전통에서는, 삼장법사 현장玄奘三藏(600?~664?) 이전의 역경(이를 구역이라고 한다)에서 yoga에 상응相應(=합치다)이라는 한자어가 대응되고 있다. 동사어근 $\sqrt{yuj}$ 의 원 뜻을 이은 의역이다. 그에 대하여 현장 이후의 역경—이를 불교역사학에서는 '신역'이라고 부른다 — 에서는 번역어가 '유가瑜伽'라는 음사어로 바뀌어, 이후 이것이 정착된 용어가 되어 오늘날까지 이어져 내려오고 있다. 오늘의 표준 중국어(북경관화北

京官話)의 발음은 '위지에'이나, 옛 시대, 예를 들어 현장이 속한 당나라(7~10세기) 시대의 발음(당음唐音)을 복원하면 '유까' 또는 '유갸'가 되어, 산스끄리뜨어 본래의 소리에 가깝다. yoga가 의역되지 않고 발음을 그대로 쓰는 형태(다시 말해 음사어)로 한역되어 정착됐다는 사실은, 그 단어나 수련이 지닌 깊이나 심오함으로 인해, 1대1의 한자어 표현으로 기계적으로 바꾸기 어려웠다는 사정을 반영하고 있다.

9장에서 다루는 것처럼, 세계적인 건강 붐에 편승하여 현대의 화교 가운데서도 요가는 붐을 이루고 있다. 홍콩에서도 싱가포르에서도 거리에는 요가교실이 범람하고 있으며, 시중에는 요가 포즈를 가르치고 있는 책, 비디오, DVD가 범람하고 있다. 화교권에서는 현장 이래의 오래된 용어 '유가瑜伽'가 지금도 그대로 사용되어, 세련된 뉘앙스를 지닌 어휘의 예가 되고 있다.

수신유가공瘦身瑜伽功(살빼기 위한 요가), 임부유가(임산부요가), 청심유가(마음을 깨끗하게 하는 요가) 등이 그 예이다. 이러한 표현이 거리에 범람하고 있다(덧붙이자면 수신유가공의 '공功'이란 좋은 결과를 낳기 위한 장기간의 노력, 수련, 경험, 다시 말해 그 효용을 의미하는 한자이다. 수신유가공에서는 요가와 중국적 신체관을 합친 영향을 느낄 수 있다).

'瑜伽' 대신에 가끔 '瑜珈'라는 단어도 보이나, 이것은 혼용이라고 해야 할 것이다. '瑜珈'는 표준 중국어의 발음에서 '위지아'가 되어, '瑜伽위지에'와 발음이 미묘하게 다르다. 시험 삼아 홍콩에서 온 유학생에게 확인하자, 광동 등 화남지방에서는 거의 비슷한 발음이 된다고 한다. 화교의 출신지는 광동이나 복건 등 화남지방이 대부분이기에 혼동이 생기는 것도 무리가 아니다. 이에 따라 화교권 등에서 '瑜伽'와 '瑜珈'의 병용이 쉽게 이루어졌을 것이다. '瑜'는 '아름다운 옥'을 의미한다. '伽'는 '가지'를 나타내나, 주로 산스끄리뜨어의 음사로 사용된 문자(범어 50자모의 하나)이다. 한편 珈는 본래 '부인의 머리 꾸미개'를 의미하는 한자이다.

또한 고전 티베트어 번역문헌에서는 산스끄리뜨어의 '요가'라는 단어에 대하여 'rnal(넬) byor(조르)'라는 표현으로, 대개 1대1로 고정되어 있다. 'rnal'이란 침착, 평정을 가리키고 'byor'란 유지하다, 들러붙다, 자기 것으로 하다를 의미한다. 산스끄리뜨어의 요가의 원뜻인 '묶다'를 충분히 의식하여 티베트어로 공들여 의역하고 있는 것이다.

요긴과 요기니 – '요가수행자'를 의미하는 단어

이미 언급했듯이 요가라는 단어는 산스끄리뜨어에서 유래했다. 산스끄리뜨어의 명사에는 남성, 중성, 여성이라는 세 개의 젠더(성)가 있으며, 곡용曲用(실명사, 다시 말해 명사·형용사의 어형변화)의 방식이 각기 다르다. 산스끄리뜨어의 실명사는 어간의 어미의 음(자음으로 끝나는가 모음으로 끝나는가, 자음으로 끝나는 경우 어느 자음으로 끝나는가, 모음으로 끝나는 경우, 그것이 단모음인가 장모음인가 등)으로 곡용은 서로 다른 방식을 취한다. 주격이나 대격을 시작으로 하는 8가지 격도 있다.

나아가 산스끄리뜨어의 명사에는 단수형과 복수형에 더해 양수(쌍수)라는 형태가 있다. 짝을 이루는 두 개의 것을 한 묶음으로 언급하는 경우, 곡용의 패턴이 달라지는 것이다. 예컨대 요가는 '아'라는 단모음으로 끝나는 남성명사이다. '(하나의) 요가는'이라 하는 경우는 '요가하', '요가를'은 '요감'이 된다.

그렇다면 '요가를 하는 사람'은 산스끄리뜨어로 어떻게 부를까? 이미 알고 있는 것처럼, '요가를 하는 사람'이 남자인지 여자인지에 따라, 또는 어떤 격으로 언급되는가에 따라 자연히 어형도 달라진다. 남성의 경우 '요긴', 여성의 경우는 '요기니'가 어간이 된다. 이들이 단수·복수·양수의 세 가지 방식으로 각각 8개의 격변화형을 지닌다.

'요긴yogin'과 '요기니yogini'라는 단어는 영어에도 들어가 현대 요가에서 사용되고 있다. 요가를 수행하는 남성에 대하여 '요기yogi'라고 부르는 경우가 있으나, 이것은 '요긴'의 단수·주격형(한 사람의 요가수행자가)에 해당한다. '요-기'라고 발음하기도 하나, 산스끄리뜨어에 비추어 보는 한, 엄밀하게는 '요-기-'라는 발음이 올바르다(단지 남인도 등에서는 '요-기'로 부른다). 여성 요가수행자를 가리키는 '요기니'는 한역 문헌에서 '유가녀瑜伽女'로 번역된다.

인도불교의 전통에서, 요가수행자를 '요긴' 외에 '요가짜린瑜伽師'이라고 부르는 경우가 있다. 그러나 현대의 요가에서 이 표현이 사용되고 있는 경우는 거의 없다.

덧붙여서 일본에는 '요기-니(ヨギ-ニ)'라는 여성 취향의 요가 잡지(2004년 발간)가 있다. 그러나 그 발음은 확실하게 틀려, 원래는 '요-기니-(ヨ-ギニ-)'라고 해야 한다. 산스끄리뜨어에서 '오'행은 예외 없이 길게 발음되기에 '요'라는 짧은 발음은 있을 수 없고, 항상 장음 '요-'라야 한다(영어에서는 이를 위해 'yogini[jóugəni]'라는 이중모음으로서 발음한다). '요기니yogini'는 '여성 요가수행자'를 나타내는 산스끄리뜨어의 어간인 동시에 단수·주격형(한 사람의 여성 요가수행자)이다. '요기-니(ヨギ-ニ)'라는 기묘한 이름에 대하여, 이 잡지 끝에 있는 설명을 보면 '일반적으로 〈요기니〉라고 말하는 요가를 하는 여성을 나타내는 단어를 현대풍으로, 그리고 대중적으로, 나아가 멋스럽게 그 이름을 따라 장음을 하나 추가했습니다.'라고 했다.

'구루'라는 낱말과 개념

요가와 관련하여 구루guru라는 낱말에 대해서도 살펴보자. 인도에서는 요가가 아니라도 선생이나 스승은 구루라고 부르고, 생도·학습자·제자·학생은 시슈아라고 한다. '구루'에는 기술적인 교사(인스트락터)라기보다 정신적 교사·지도자의 느낌이 담겨있다. 따라서 '도사'라고 번역하기도 한다. 요가수행은 구루 없이는 성취되지 않는다고 한다. '구루'란 불특정 다수가 아니라 정해진 제자에게만 가르침을 전하는 사람이라는 뉘앙스를 지닌다. 본래는 '무거운' 또는 '중요한'이라는 의미의 형용사이다. '구루'에서 파생된 추상명사 '가우라바'는 '존엄'을 의미한다.

guru라는 낱말도 yoga와 마찬가지로 영어에 포함되어, 대부분의 영일사전에 이 단어가 수록되어 있다. 예를 들어 겐큐샤研究社의 『리더스 영일사전(제2판)』에는 다음과 같다.

[guru] 〈힌두교의〉 교사, 도사, 〈신봉자가 숭배하는〉 지도자, 교조적 존재, 〈특정분야의〉 권위자, 전문가

이와 관련하여 '구루'라는 낱말은 불교와 힌두교가 전파되면서 인도에서 동남아시아로 전해졌다. 옛날에 인도어가 전해진 말레이어와 인도네시아어에도 선생은 '구루'라고 불린다(인도네시아 등에서

는 고교 정도의 교사까지가 '구루'라 불리고, 대학의 교원은 '도센'이 된다).
태국어에서도 '선생'이라는 뜻으로 '구루'라는 단어를 대개 사용한
다. 말할 필요도 없이 인도의 '구루'로부터 차용한 어휘이다.

구(gu)=어둠, 루(ru)=멸하다(또는 빛)라고 해석하는 경우가 있
다. 다시 말해 '구루'는 '어둠을 없애고 광명을 주는 존재'라는 것이
다. 앞서 언급한 아이엥가도 이와 같이 해설한다. 미국의 통속적인
요가해설서 등에서도 자주 채용되고 있는 뜻 해석이다. 기원을 찾
아가면 상당히 후대의 요가 관계 문헌에 도달한다. 그러나 이것은
어디까지나 통속어원설(민간어원설)에 지나지 않고, 단어의 역사적
성립을 과학적·객관적으로 설명한 것은 아니다. 후대가 되면, 구루
에 대한 충성(구루 박띠)이 이야기되어 구루의 역할이 과도하게 강
조된다. '구루' 그 자체가 존경의 뜻을 지닌 어휘이나, 현대의 힌디
어에서 더욱 존경의 뜻을 지닌 접미사 '지'를 첨가하여 '구루지'로
부르는 경우도 많다.

왜냐하면 요가에서 구루는 없어서는 안 되기 때문이다. 쉬바신
은 요가 궁극의 구루로 여겨진다. 요가를 수행하는데 있어서 스승
을 찾을 수 없는 사람은 쉬바를 스승으로 받들어 요가를 수행해야
한다고 말한다. 왜냐하면 스승의 스승이라는 순서로 과거에 거슬
러 올라가 보면, 최후에는 쉬바신에게 도달하기 때문이다. 쉬바신
이 요가의 '궁극의 스승'이라는 근거이다. 요가 체계에서, 쉬바는
절대신·최고신이라기보다 요가의 시조·원조로서 자리매김할 수

있는 신이다.

사두

히말라야 산맥의 눈이 녹은 물을 넘치도록 담은 성스러운 강변에서, 온몸에 성스러운 재를 바르고 약간의 천만 걸친 사람들을 본적이 있다. 물소리에 따라 징소리도 들린다. 그들은 세속을 버린 고행자들이다. 이와 같은 수행자들은 대부분 충분한 식사를 취하지 않았기 때문에 여윌 대로 여위었으나, 눈빛의 예리함은 철저한 자기집중과 장기간에 걸친 명상의 흔적을 이야기하고 있다. 그들은 산스끄리뜨어 주문(만뜨라)을 반복하여 외우면서, 요가 등의 수행에 몰두하여 신에게 기도한다.

이러한 광경은 현대 인도에서는 계속 줄고 있지만 지금도 존재한다. 사람들이 먼 곳에서 찾아와 한번 보려고 떼 지어 모이기에, 수행자들은 깊은 숲이나 산속의 동굴 등 사람들의 눈에 닿지 않는 장소를 찾아 어쩔 수 없이 이동을 하며 일상생활의 소란을 간신히 피하고 있다.

이와 같은 사람들을 '사두'라 부른다. 같은 동사어근 √sadh (목표로 이끌다, 목적을 성취하다)에서 파생한 요가 관련어로 사다나 (sādhana=목표로 이끄는 수단·방법)가 있다. 밀교화된 불교 등에서

'성취법'이라고 번역되는 용어이다. 특히 후기의 요가(하타요가 이후)에서는 '사다나'라는 개념이 자주 사용된다.

요가를 수행하는 장소·도장에 관한 어휘

미국계의 요가에서는 요가를 수행하는 장소와 시설을 '요가 스튜디오'라고 부르지만, 인도에서는 '요가 아슈람yoga ashram'이라든가 단순히 '아슈람'이라는 낱말이 사용되는 경우가 많다. 남인도 따밀어 등에서는 '아슈라맘'이 된다. 이러한 단어에는 속세로부터 몸을 떠나 요가에 전념하는 장소라는 어감이 담겨있다. 이는 '아슈라마'라는 산스끄리뜨어에서 유래한다. 무엇보다 은둔자 등의 '암자'나 '은신처'를 말하나, '도장', '수행장'의 의미도 된다. 현대에 와서 '아슈람'이라고 할 때, 혼자서 수행에 몰두하는 곳이라기보다, 동료들과 함께 종교적인 성취를 지향하여 모여 실천하는 장소라는 어감이 담겨져 있다. 또한 그런 선한 목적으로 모인 인간집단을 '삿뚜 상가'라고 부른다(덧붙여서 인생의 4단계·4주기를 의미하는 '아슈라마āśrama'도 동일한 단어이지만 의미가 다르다). 이와 관련하여 '아슈라마'와 슈라마나(śramana 사문)는 관련어이며, 둘 다 '힘써 노력하다'는 의미의 어근 $\sqrt{shram}$과 관련된다. 시베리아의 샤먼과 어원적 관련도 공론되었으나, 산스끄리뜨의 어근에서 해석되어 이해되기에 사실이라고 생각하기 어렵다.

용어의 기초를 몸에 익혔기에, 이제 요가의 광대한 우주로 여행을 떠나보자.

제2장

인더스문명과 요가−요가의 연원을 찾아서

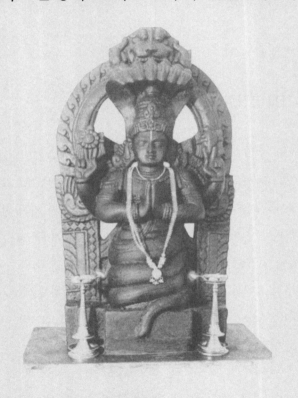

요가의 역사적 발전

요가의 수행과 사상은 빠딴잘리Patañjali가 지었다고 하는 『요가 수뜨라Yoga Sūtras』의 성립을 거쳐 요가학파의 확립으로 체계화되나, 그 후로 더욱 분파를 낳아 내용적으로도 여러 가지 발전을 이루게 된다. 후세의 다양한 전개의 근원이 된 『요가 수뜨라』나 그 주석류에 의거한 체계를 영어로 클래식 요가(고전요가)라 부르며, 그 이후의 요가와 구분하는 일이 있다. 후에 성립하게 되는 '하타 요가haṭha yoga'와 대비해 '라자요가rāja yoga'(왕의 요가)라고 불리는 것도 빠딴잘리의 요가와 내용적으로 동일하다.

그에 대하여 『요가 수뜨라』 이전의 요가를 '고대요가', '원시요가', '고전 이전의 요가' 등으로 부르며, 『요가 수뜨라』의 이후에 발전

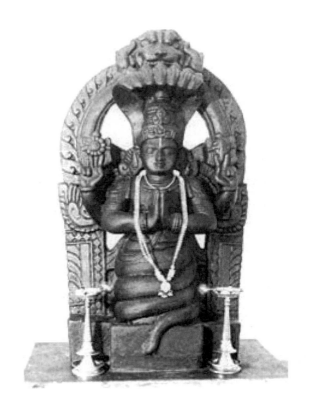

빠딴잘리

한 요가를 일괄하여 '고전 이후의 요가'라 총칭하기도 한다.

어찌 됐든 이러한 분류로부터도 알 수 있는 것은, 『요가 수뜨라』
가 요가 역사의 중심이 되며, 그것을 기준으로 발전의 역사가 구분
되고 있다는 사실이다. 독일계 요가학자 게오르그 호이에르슈타인
(Georg Feuerstein 1947~2012)은 그의 저서 『요가백과Shambhala Ency-
clopedia of Yoga』에서 요가의 역사적 전개를 다음과 같이 구분·정리
하고 있다.

〈표 1〉 호이에르슈타인에 의한 요가 발전사

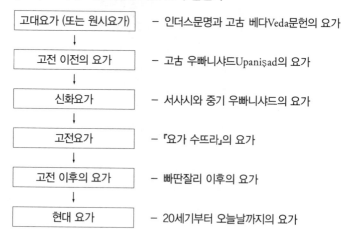

고대요가 (또는 원시요가)	– 인더스문명과 고古 베다Veda문헌의 요가
고전 이전의 요가	– 고古 우빠니샤드Upaniṣad의 요가
신화요가	– 서사시와 중기 우빠니샤드의 요가
고전요가	– 『요가 수뜨라』의 요가
고전 이후의 요가	– 빠딴잘리 이후의 요가
현대 요가	– 20세기부터 오늘날까지의 요가

그의 『요가백과』는 재검토해야 할 부분이 여럿 있다. 하나의 예
로, 인더스문명은 아리아인의 소산이라고 하여 요가는 아리아인
이 기원이라고 주장하고 있다. 이번 장을 끝까지 읽는다면 그의 가

설을 갑자기 시인할 수 없게 될 것이다. 나아가 『요가백과』는 현대 요가에 대한 사정이나 요가의 구루에 대한 내용이 부족하다. 그것도 난점이 되고 있다. 적어도 필자 개인의 평가에 근거하여 특정의 사람들을 제외하고 있는 것이리라. 통시적인 요가의 전체 모습이 현대에 관계된 부분에서는 어느 정도 허술하다고 할 수 있다.

또한 앞서 게재한 분류에서는 요가 발전에 있어서 결정적으로 중요한 불교나 자이나교의 역사적 위치 부여가 확실하지 않다. 그렇지만 몇 가지 결점에도 불구하고 호이에르슈타인에 의한 요가 역사의 도식은 대개 타당하며, 상당히 편리하기에 이 책에서도 기본적으로 이 순서를 참고해 시대에 따라 요가의 발전사를 개관하도록 한다.

다만 자주 지적되는 것처럼, 인도문화는 다원적이며 중층적이다. 단순하게 한 방향으로 이해하여 인도문화의 진전이나 상태를 논하는 것은 위험하다. 예를 들어 호이에르슈타인의 지적에 의하면, 고전 이후의 요가는 빠딴잘리에 의한 (상키야Sāmkhya적) 이원론적 요가철학을 일원론적으로 정비한 것으로, 고전 이전의 요가와 오히려 공통점이 있다. 이는 다수의 연구자들이 인정하는 바이다. 빠딴잘리 이전과 이후에도 일원론적인 요가가 탁월했다는 견해가 있어, 그렇게 되면 빠딴잘리의 『요가 수뜨라』의 이원론적 요가설 쪽이 오히려 이질적이고 예외적이라고 말할 수 있다.

그런데 역사적으로 새롭게 성립되어온 하타요가가 실천의 면에서 옛날부터 있던 라자요가의 준비단계 요가로 여겨지는 등, 역사 상의 전후관계와는 역전된 발상이나 방법이 인정되는 것도 지적해야 한다. 요컨대 역사상 여러 요가가 나타나고 진화해서 정리 통합되어 왔는데, 오래된 형태의 것이 완전히 사라져 없어지지 않고 어떠한 형태로 잔존하여, 새로운 형태의 요가와 상호보완적인 역할을 하는 것이다. 오래된 것이 새로운 것으로 인해 뿌리째 뽑히지 않고, 현상을 갱신하여 버금가는 움직임을 촉발하는 힘으로 남는 것은 인도 문화사 일반에서도 동일하다고 말할 수 있다.

요가의 기원을 어디에서 찾을 것인가?

요가 자세를 가르치는 많은 칼라 사진과 해설로 이루어진 피트니스 계통의 책은 다르지만, 불완전하지만 요가의 역사를 그 기원으로 거슬러 올라가 설명하고 있는 책의 경우, 요가의 연원을 둘러싼 설명은 크게 두 그룹으로 나눌 수 있다. 인더스문명에서부터 설명을 시작하는 책과 빠딴잘리의 『요가 수뜨라』를 기원으로 제기하는 책이다.

문화사적·문명사적 관심에서 요가를 다루는 경우, 인더스문명으로 거슬러 올라가 생각하는 경우가 많다. 한편 육체의 단련이나 건강법과 같은 실천적 목적을 우선으로 하는 책이나 요가수행 체계가 핵심인 책이라면, 빠딴잘리에 대한 언급에서 시작하는 경우가 많은 것처럼 보인다. 그러나 중요한 빠딴잘리의 연대에 대해서는 이해가 서로 달라 책에 따라 수백 년의 차이가 있다. 철학체계로서의 요가학파를 다룬 인도철학 전문서 등에서는 베다와 우빠니샤드 문헌에 나타난 요가적 요소를 가볍게 다룬 후에, 체계화된 빠딴잘리의 교설에서 자세하게 고찰하는 것이 일반적이다. 문화사적이나 문헌학적으로서도『요가 수뜨라』를 모든 것의 근원으로 정리해 버리는 태도는 분명 문제가 있다. 요가의 체계화 이전에 오랜 역사가 있다는 사실은 틀림이 없기 때문이다.『요가 수뜨라』로 체계화되기 전의 역사를 어디까지 거슬러 올라가느냐가 문제가 되고 있다.

앞서 언급한 사호다 쓰루지는 요가의 기원이 문제가 될 때에, 다음 세 가지 경우로 나눌 수 있다고 한다(사호다 쓰루지『우빠니샤드로부터 요가로ウパニシャッドからヨーガへ』, 211쪽).

(A) 요가 행법의 내용을 이루는 여러 가지 몸짓이나 관념의 기원을 묻는 경우

(B) 그러한 여러 요소가 조직을 이루어 요가라고 불리게 되는 시기를 묻는 경우

(C) 그 행법체계를 철학이론으로 뒷받침해 요가학파가 된 시기가 문제인 경우

(A)는 고고학이나 종교학·종교사 또는 비교문명학 등의 성과도 받아들인 종합적 시각이 불가결하다. (B)는 언어학이나 고대문헌의 연구 성과를 총동원해야 한다. (C)는 철학사·사상사의 지식을 구사한 체계적인 문헌학적 방법이 필수이다. 피트니스계의 요가책에서는 이러한 세 가지 입장·방법이 뒤섞여, 소화불량 상태로 나타나고 있다. 이 책에서는 이 점을 고쳐, 역사적 전개를 거친 요가의 전체 모습을 최대한 객관적으로 보여주려고 한다.

요가의 기원과 발전의 족적을 '문헌'에 나타난 세계만으로 국한한다면, 인도문명 전체를 살피거나 통찰을 이끌기 어렵다. 이 책에서는 요가의 본질적인 의미를 생각하는 것이 주요 목적이기에, 이룩된 과정을 놓고 (A)의 관점도 충분히 배려하여, 요가 본래의 연원의 문제에서 설명을 시작하여 차례로 (B), (C)로 논점을 옮기려한다.

우선 인도아대륙 북서부에서 흥성했던 태고의 문명이며, 세계 4대문명의 하나로도 꼽히는 인더스문명이라는 화제로 들어가자. 이는 호이에르슈타인의 이른바 '고대요가'의 단계에 해당한다.

인더스문자 해독의 어려움

인더스문명은 기원전 2600년부터 1800년(최전성기는 기원전

2300년~2000년 경) 사이에 오늘날 파키스탄에서 인도 북서부 일대에 걸쳐 동서 1600킬로, 남북 1400킬로의 범위에 이르러 전개된 태고의 거대 문명이다. 그곳에 1500개 소를 넘는 유적이 흩어져 있다. 그 영역은 고대 문명 가운데 가장 넓으며 일본의 국토 면적을 능가하는 크기다.

인더스문명이 번영했던 시기가 선사시대라고 불리는 것은 당시의 상황을 문헌을 통해 해명 할 수 없기 때문이다. 문자와 확실히 비슷한 인장 같은 것이 5000점 가까이 출토되었다. 한 변이 2~5센티 정도의 사각형을 이루고, 안쪽으로는 끈을 꿰기 위해서인지 구멍이 난 '손잡이'가 붙어 있다. 대부분 봉니封泥(기물이나 문서를 봉인하기 위하여 사용한 작은 점토 덩어리)에 사용되었다고 여겨지지만, 실제적인 용도를 지녔다기보다는 '부적'으로 사용되었다고 주장하는 연구자도 있다.

인장에 새겨진 문자(400자 정도)는 아직도 해독되지 않고 있다. 각 인장에 새겨진 문자가 평균 5개 정도에 지나지 않는 것이나, 고대 이집트의 상형문자인 성각문자hieroglyph를 해독하게 이끈 로제타스톤과 같이 두 가지 언어를 함께 기록한 자료가 존재하지 않는 것이 크게 영향을 주고 있다.

최근 이들 '문자'가 사실은 언어를 반영하고 있지 않다 - 즉 문자가 아니다 - 는 가설마저 등장하여 학계에 선풍을 일으켰다. 미국의 문화사가인 스티브 파머(Steve Farmer)가 하버드 대학의 인도 문헌학자 미하엘 비첼(Michael Witzel)과 공동으로 제기한 것이다. 구체적인 내용은 생략하지만, 인장에 새겨진 여러 문자의 출현빈도 등을 통계 처리로 분석해보니, 자연언어(인간이 특별한 훈련이 없이 자연스럽게 습득하여 사용하는 언어)라고는 생각하기 힘든 특징을 보이고 있다는 것이다. 인더스문자는 언어와 1대1로 대응하는 '문자'라기보다는 개념을 전달하는 이미지가 아니었을까 하는 것이 그들의 주장이다.

인더스문화의 '원류'로서의 인더스문명

이러한 주장을 바탕으로, 핀란드 헬싱키 대학의 아스코 파르폴라(Asko Parpola) 교수 등이 끈질기게 해독을 하고 있으며, 최근 미국의 한 단체가 원래의 인더스문자 등을 발견했다고 보고했지만, 인더스문자 그 자체가 미해결로 있는 한 인장은 역사학적인 '사료'가 아니라 고고학적인 '유물'에 머무른다. 해독에 성공하지 못하여 문자 자료의 역할을 하는 것이 아직 존재하지 않는 이상, 인더스문명 담당자들의 습속, 문화 요소, 신 관념, 종교적 실천을 명확한 증거를 토대로 더듬어 살피는 것은 매우 어렵다. 현재 수십 년 동안 인더스문자와 씨름하고 있는 파르폴라 교수의 '해독' 중에는 상당히 특이하며 이해하기 힘든 것이 포함되어 있다. 이런 정황은 문자를 읽고 해석하는 작업이 얼마나 어려운 것인가를 보여준다. 무엇보다 파르폴라 교수는 일부 학자의 비난에도 불구하고 한결같이 해독 작업에 몰두하고 있다. 같은 연구자로서 머리가 숙여진다.

그러나 문자인지 아닌지, 또는 그것이 해독될 수 있는지 아닌지와 상관없이, 인장은 많은 정보를 수천 년이 지난 21세기의 우리에게 전해준다. 인장의 손잡이 등을 다른 출토물과 비교 검토하는 것으로 물과 종교와의 관계(목욕이나 물을 제의를 위해 이용), 성기숭배, 여신숭배(지모신, 칠모신, 혹은 대 여신?), 내세에 대한 신앙, 卍 기호의 사용, 화로로 보이는 것과 그것을 사용한 의례의 존재 등이 어슴푸레하게 전해진다. 그 후의 인도신화를 상기시키는 도안도 있다.

나아가서 식물숭배와 수신樹神숭배(보리수, 삐빨수 등), 특정의 새나 동물숭배(공작, 소 등), 일각수·반인반수신 등에 대한 신앙, 뿔 자체나 뿔을 지닌 존재에 대한 경외의 마음, 소 종류를 신성시하는 것 등 생명 전체에 대해 지녔다고 보이는 경외와 비슷한 감정도 감지할 수 있다. 인더스문명의 유물은 담당자들의 문화, 특히 여러 종교적 요소에 대하여 불확실함은 남아 있지만 어느 정도의 이미지와 지식을 우리들에게 전해주고 있다.

물론 이것은 어디까지나 '상상'의 영역을 벗어나지 못한다. '유추'라고 말해도 좋다. 그렇다면 무엇에서 유추하고 있는 것일까? 그것은 인도문화사에서 인더스문명 이후에 표면화되는 여러 요소와 대조하고 있는 것이다. 불을 사용한 제의는 제쳐 놓더라도, 목욕용 연못이라든지, 여신에 대한 숭배라든지, 동물과 수목에 대한 경외와 같이, 베다문헌에서는 중요하지 않거나 희박했던 요소가 후대의 종교나 제의행위 표층에 모습을 드러내는 것은 확실한 역사적 사실이다. 이러한 베다 시대보다도 나중에 표면화되는 여러 요소로부터 유추하면, 인더스문명의 유물·유구遺構의 용도와 의미가 잘 설명된다. 인더스문명이 인도문화의 원류라고 불리는 이유가 여기에 있다.

영국의 고고학자 존 마샬(John Marshall 1876~1958) 경은 하랍빠(현 파키스탄 뻰잡주州)나 모헨조다로(파키스탄 신도주州)에서 발견된 종교적인 성격을 의심케 하는 유물에 대해서 '(인도적인) 성격을 보이고 있다'고 쓰고 있는데, 이것도 같은 이유라 할 수 있다. 그는 먼 후세의 문화현상·종교현상과 유비·대조를 해서 이렇게 서술하고 있는 것이다.

색다른 모습의 좌상

인더스문명의 유적에서 후에 '요가'를 생각나게 하는 몇 개의 유물이 발견되었다. 하나는 특이한 좌상을 새긴 인장으로, 모헨조다로에서 출토되었다(사진 참조). 인간이나 신과도 같은 상은 받침대 비슷한 것 위에서 정면을 향하고, 좌우 발을 신체 앞에 모은 채 발

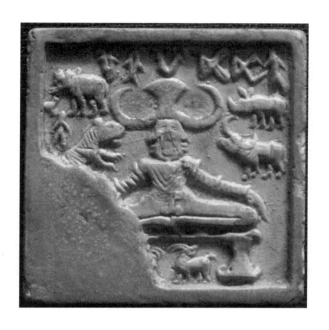

프로토 쉬바

가락 끝을 아래로 향하고 있다. 이것은 요가를 하는 자세와 흡사하다. 실제로 후세의 하타요가의 자세에서 양 발바닥을 붙이고 앉는 합번좌(밧다코나아사나)라고 불리는 것과 거의 동일하다. 달인좌(싯다아사나)라 불리는 좌법-양다리를 교차하지 않고 책상자세로 앉아 양 다리의 바닥을 모으고 양 무릎에 손을 놓고 등을 펴는 체위-과도 매우 비슷하다. 이러한 자세는 호흡 조정(쁘라나야마)과 명

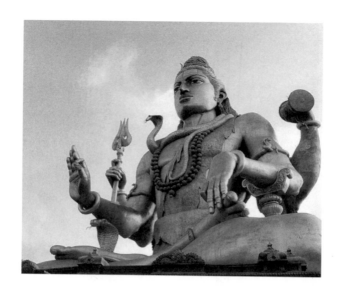

쉬바신

상에 적절하다고 볼 수 있다.

그런데 이 인물은 머리에 물소와 같은 거대한 뿔을 달고 있다. 뿔 모양을 쓴 것인지 실제 뿔인지는 분명하지 않다. 머리의 중앙에 솟아난 관의 돌기와 함께, 어딘지 모르게 쉬바신이 지닌 삼지창을 연상시키는 모습을 하고 있다. 사람인지 동물인지 알 수 없는 얼굴은 갸름하며, 이제는 그 표정은 하나도 분명하지 않다. 정면 외에 왼쪽과 오른쪽에도 별개의 얼굴이 있어, 세 방향을 향한 세 개의 얼굴이 새겨졌다는 연구자가 있다. 숨겨진 뒤쪽도 합하여 얼굴을 네 개로 보는 학자도 있고, 세 개의 눈을 가지고 있다고 하는 학자도 있다. 그렇다면 후세의 쉬바신의 이미지와 같다(쉬바는 제3의 눈을 지녔다고 여겨지는 신격이다). 쉬바신이 후에 요가수행의 주主(요게슈바라yogeśvara)라고 받아들여진다는 사실도 지금 지적하고 싶다.

상반신은 줄무늬가 있는 의복을 입고 있는 듯 보이기도 하고, 신체에 그려진 문양은 장식처럼 보이기도 한다. 이 모양을 동물의 털 가죽을 나타내는 표상이라 보는 사람이 있는 한편, 많은 목걸이나 장식이 흉부를 덮고 있다고 생각하는 학자도 있다. 팔은 좌우로 뻗어 엄지손가락을 구부린 무릎 주변에 대고 있다. 팔의 줄무늬는 팔찌 장식으로 보이기도 하고, 손은 뾰족한 모양의 깃털처럼 보이기도 한다. 갑옷을 입은 듯한 상반신과는 아주 다르게, 하반신은 아무것도 입지 않은 듯한 모습이다. 넓적다리 사이의 성기가 발기해 있는 것처럼도 보인다. 허리에 2중의 띠가 감겨 있어, 허리띠나 혁대 끝부분이 남성의 성기처럼 보이는 것이 아닐까 하고 생각하는 사람도 있다. 또한 이 인물 혹은 신적 존재를 여성(여신)으로 보는 연구자(올친Allchin)가 있다는 점도 지적하고 싶다.

요가를 하는 쉬바신?

　오늘날 우리들의 눈으로 보면 괴수나 가까운 미래의 소년 취향의 액션 드라마에라도 등장할 듯한 인물로 보이나, 무언가 특수한 존재라는 것은 의심할 여지가 없다. 고고학자 마샬은 이 상을 원시적인 쉬바신의 모습, 다시 말해 프로토 쉬바(원초의 쉬바신)라고 생각했다. 상의 주위를 둘러싸고 여러 종류의 동물들도 새겨져 있다. 이들은 코뿔소, 호랑이, 코끼리, 소, 사슴일 것이다. 동물들에 둘러싸인 모습은 동물들의 우두머리(동물의 왕, 빠슈빠띠)로서의 쉬바신(요게슈바라)을 짐작케 하고, 좌선과 비슷한 자세는 위대한 요가수행자(마하요긴)로서의 쉬바신(요게슈바라)을 방불케 하기 때문이다. 인더스문명을 조사하고 연구한 휠러(Mortimer Wheeler, 1890~1976), 피고트(Stuart Piggott, 1910~1996), 고든(Vere Gordon Childe, 1892~1957), 멕케이(Ernest Mackay, 1880~1943) 등의 고고학자도 이 견해에 대체로 동의하고 있다. 인도학·불교학의 다치카와 무사시立川武藏도 두 개의 뿔을 달고 헤드기어를 붙인 모습이 쉬바신의 삼지창을 방불케 한다고 지적한다.

　종교학자 호사카 슌지保坂俊司는 옛날부터 동물의 털을 입거나 몸에 걸치는 행위는 자궁으로의 회귀 관념을 암시하고, 종교적인 '재생'을 표현하는 은유로 여겨져 왔다고 주장한다. 그 위에 이 인장에 나타난 상은 (원 쉬바신인지 아닌지는 별개로) 역시 어떠한 종교

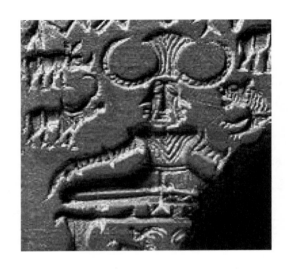

요가를 하는 듯이 보이는 좌상(모헨조다로 출토)

인, 적어도 요가수행자의 모습을 나타낸다고 추정하고 있다. 고고
학자인 마샬 경은 드라비다 문명에서 요가의 여러 자세가 실행되
고 있었다고 서술하고 있으나, 구체적 증거가 없다.

후세에 쉬바가 요가수행의 주신으로 받아들여지는 것은 이미
말했다. 이 자세가 쉬바신과 역사적으로 연관이 있는지 아닌지와
상관없이, 요가의 원형을 표시한다고 생각하면 이 상을 프로토 요
가(원초의 요가)를 나타내는 상으로도 볼 수 있다. 앞서 언급한 프랑
스 종교학자 마송 우르셀은 요가를 동반한 태고의 종교문화 복합

을 '원초의 쉬바교(쉬바 숭배의 체계)'라고 파악하고 있다.

확실히 링가(남성기를 본 뜬 숭배대상)나 요니(여성기를 본 뜬 숭배
대상)라고 주목받는 유물이 발견된다는 사실을 생각하면 경청해야
할 의견인지도 모른다. 인도문화사가 A. L. 베이샴(Arthur Llewellyn
Basham)은 이 물체를 링가라고 분류하고 있다. 인도 고고학자인 B.
B. 랄(Braj Basi Lal) 교수도 인더스문명 중에 쉬바신앙의 원초적인
모습을 인정하고 있다. 단지 인더스문명의 링가형상의 물체가 바로
후세 힌두교의 쉬바·링가에 해당된다는 견해에 대해서는 이론이
있다. 인더스문명의 출토물은 인도 역사상 처음 나타나는 링가에
비하여 훨씬 작아서 링가와는 다른 물건이라고 생각하는 학자도
있다.

소위 '신관왕神官王'상

'요가'와 관련 있다고 추측되는 또 다른 유물도 역시 모헨조다로
에서 출토되었다(사진). 이것은 인장이 아니라 3차원의 상반신이다.
높이는 20센티미터도 안되는 스테아타이트(동석凍石)로 만든 상으
로, 실물은 파키스탄의 까라치 국립박물관에 소장되어 있다. 동체
의 아랫부분이 소실되었지만, 원래는 좌상이었다고 추정된다. 필자
는 꼴까따(캘커타)의 인도 박물관에서 실물 크기의 복제품을 본 적

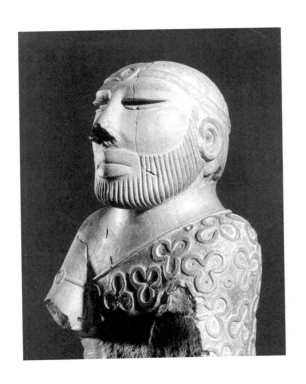

이 있는데, 사진 등에서 전해지는 존재감에 비하여 실물은 의외일
정도로 작았다는 인상을 받은 기억이 있다. 실은 이 상은 일본의
기념우표 도안으로 사용되었다. 2002년 4월에 일본과 인도, 파키
스탄과의 국교수립 50주년을 맞아, '21세기의 일본과 남아시아'라
는 이름을 내걸고 발행된 기념우표 4종 가운데 하나인데, 모헨조다

로의 유적을 배경으로 한 우표 도안으로 채용되었다.

이 반신상은 앞서의 인장의 경우와는 달리 두 개의 뿔도 없고 신이라기보다는 인간과 같은 모습을 하고 있다(케노이어Jonathan Mark Kenoyer 교수만이 후두부에 본래 뿔 또는 뿔이 달린 장신구가 붙어 있었다고 주장하고 있다. 뿔 달린 장신구를 한 존재가 인더스문명의 정신적이며 정치적 지배자였을 가능성도 지적하고 있다). 머리에는 밴대너[4] 모양의 띠를 두르고, 중앙의 이마에는 둥근 고리장신구가 달려 있다. 같은 장신구가 오른팔에도 보인다. 턱수염이 두터운 입술부분을 남기고 얼굴 아랫부분을 덮고 있다. 눈을 감고 있는 용모는 평온함을 지니면서 위엄을 갖추어, 어딘지 모르게 신성함을 띠고 있다. 몸에는 의류를 걸쳐, 오른쪽 어깨를 노출시키고 있다. 의류에는 다수의 삼엽문(클로버 모양의 문양)이 배합되어 있다.

이 인물상은 눈을 반쯤 감고 마음을 한 점에 집중하고 있는 모습에서 보이는 것처럼, 명상가(또는 요가수행자)라고 상상되기도 하고, 사제나 신관과 같은 존재이거나, 때에 따라서는 신권정치와 같은 제정일치의 정치체계에서 등장하는 신관왕과 같은 인물이 아닐까 추정되고 있다. 야마타이코쿠邪馬台國의 샤먼왕 히미코卑弥呼[5]

---

4   인도에서 유래한 목이나 머리에 두르는 면직물.

5   중국 진나라의 진수가 쓴 삼국지의 『위지』의 「왜인전」에 의하면 3세기에 일본은 30여개의 소국으로 나누어져 있었는데 그중 무녀인 히미코가 다스리는 야마타이코쿠가 가장 강력했다고 한다. 히미코는 3세기초 위나라에 사

의 남성판이라고나 할까. 이 상의 모델을 종교적 직능자라고 단정할 수는 없지만, 어떠한 종교적 권위를 지닌 인물이라고 판단해도 큰 잘못은 없다고 생각된다.

이 상과 같이 왼쪽 어깨를 덮고 오른쪽 어깨를 노출하는 의류 착용 방법은 상좌부불교(남방불교)의 승려 등이 행하는 편단우견偏袒右肩과 궤를 같이 한다. 인도의 민족의상인 사리의 경우도 마찬가지이다. 남인도 남성이 정장을 하여 튠두(타월 모양의 천)를 걸치는 것도 왼쪽 어깨이다. 현대에도 최고 카스트인 브라만 등은 성스런 매듭을 왼쪽 어깨에서 오른쪽 어깨로 늘어뜨리고 있다. 머나먼 태고시대에 속한 모헨조다로 출토상이 후세 인도에서의 전형적인 착용 방법으로 의류를 입고 있다는 것은 주목할 만하다.

종교학자 엘리아데 등의 견해

루마니아 출신으로 20세기 가장 훌륭한 종교학자 가운데 한 명인 미르치아 엘리아데(Mircea Eliade 1907~86)는 인도에 4년간 유학하여, 실천과 문헌을 기본으로 요가를 연구하여 박사논문을 마쳤다. 요가에서 시작한 인도신비주의 연구는 학위논문을 가필·수정

신을 파견했다고 한다.

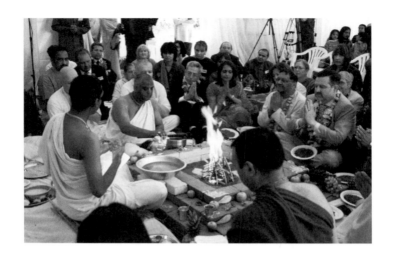

현대 힌두교의 브라만 사제

한 저서 『요가*Yoga Immortality and Freedom*』(프랑스어판 1936년 간행)로 결실을 맺고 있다. 엘리아데는 이 책에서 인더스문명이 시대적·지역적으로 상당한 균일성을 유지하고 있던 사실을 지적하며, '그 문화의 획일성과 연속성은 어떠한 종교적 권위에 기초를 둔 체계를 가정하고서야 처음으로 설명된다'라고 서술하고 있다.

'시대적·지역적 균일성'은 도시시대의 도량형 통일, 도로 폭이나 벽돌 규격의 일치를 보면 잘 알 수 있다. 인더스문명의 유적을 보면 장대한 왕궁이나 언덕무덤 등 강대한 정치권력의 존재를 암시하는 유적이 거의 없다. 지역의 문화 변화에 대해서는 최근 계속 지적되고 있으나, 예를 들어 인장문자를 보아도 문명의 전성기를 넘는 500~600년 사이에 현저한 진화·변천의 자취는 보이지 않는다. 이것도 '문자설'에 의문을 제기하는 근거의 하나지만, 문자든 기호든, 이렇게 오랜 세월에 걸쳐 체계의 연속성·균질성을 유지하기 위해서는 어떠한 통합적인 원리나 영속적인 제도의 존재를 반드시 가정해야 한다. 그러한 제도가 강대한 왕권이나 권력기구가 아니라면, 통일을 유지하는 원동력은 도대체 어떤 것이었을까? 엘리아데는 그 열쇠를 '종교'에서 구한다. 그러나 그는 이러한 통찰에 그치며 더 깊은 논의는 하지 않고 있다.

일본의 인더스 고고학 최고 권위자인 곤도 히데오近藤英夫 교수도 고대문명에서는 농촌의 잉여생산물을 도시로 모으기 위하여 넓은 영역을 아우르는 공통의 신앙이 필요했다고 쓰고 있다(『4대문명 인더스四大文明 インダス』 115쪽).

인더스문명의 명상가들-호리 아키라의 통찰

인더스문명과 종교의 문제에 관련하여, 이른바 '신관왕'의 상에 대해 흥미로운 관점을 소개하려 한다. 그것은 고대 오리엔트 박물관의 호리 아키라堀晄의 시각이다. 호리 아키라는 인장에 새겨진 도안이나 문자에 악마 제거, 신체보호, 복의 소환과 같은 주술적인 의미가 있다고 생각해, 전통적·보수적인 '인도학'의 굴레를 벗어난 자유로운 입장에서 이 신관왕의 상을 둘러싼 대담한 추론을 전개하고 있다.

이 상이 신관왕이라는 객관적인 증거는 존재하지 않는다고 그는 주장한다. 있는 그대로 해석하면 명상가의 상이라고 해야 하며, 호화로운 의복으로 유추하면 사회적인 존경을 받던 존재임에 틀림없을 것이라고 한다. 그는 이 상에 붓다나 불상의 이미지를 겹쳐 본다. 붓다가 한 장소에서 머무르지 않는 생활을 하면서 수행과 명상에 힘쓴 것처럼, 인더스문명의 명상가들도 세속인들로부터 성인으로 숭배되면서 방랑하는 가운데 종교 생활을 했음에 틀림없다고 생각한다.

이러한 관점에서, 호리 아키라는 인장이 지닌 악을 피하고 몸을 보호하며 복을 부르는 목적을 이루게 해주는 사람이야말로 이 상반신에서 표현된 사람들이 아닐까 추론하고 있다. 그들이 사람들의 요청을 듣고 필요에 응하여 악을 피하거나 복을 부르는 주문을 받아들였다고 한다. 주문 부르기呪詞는 심원한 종교적 의미를 지닌 것이기에 일상적·통속적인 언어세계와는 차원을 달리한다. 따라서 일반적인 해독 과정에 따라 쉽게 읽고 해석할 수 있는 것이 아니다. 해석할 수 없는 면을 지니기에 일반의 언어를 반영한 '문자'가 아니라고 일축해 버리는 것은 극단적 논리이고 지나치게 성급한 결론이다.

　또한 호리 아키라는 연구의 범위를 넓혀 보통 서기書記문자를 요구하는 것은 세속적인 판단이라는 사실에 근거하여 고찰하면, 종교성에 기반을 둔 인더스문자가 아직 해독되지 않는 것은 어떤 의미에서 당연하다고 주장한다. 600년간에 걸쳐 문자체계가 변화를 보이지 않은 이유도 여기에 있다. 세속적인 내용이라면 사회 변화에 반응하여 문자 그 자체가 변하는 것이 이상하지 않으나, 종교인 집단 중에서 양성되어 종교적인 경지나 진리를 상징적·암시적으로 표현하기 위한 기호라면 그렇게 간단하게 변화하지 않을 것이다. 방랑을 기본으로 하는 사람들이 담당자였으므로, 인더스 문명권에서의 문자체계의 균질성·통일성도 유지되었다는 것이다.

　호리 아키라는 인더스문명에는 심원한 종교철학이나 우주론적인 체계를 갖춘 고도의 정신문화가 있었다고 하며, 인더스문자는 정신문화의 담당자이며 사회에서 존경을 받고 있던 수행자 또는 명상가 집단에 의한 '주문'과 관계가 있었다는 가설을 제기하고 있다. 그러면 이 상은 요가수행의 실천가일 수도 있다. 모헨조다로에서 출토된 요가수행자처럼 보이는 상이 새겨진 인장과 역시 같은 곳에서 나온 이 인물상 – 소위 신관왕 – 이 긴밀하게 연결된다. 그들을 연결하는 중요 개념은 '좌법', '명상' 및 '주술'이다. 호사카 슌지도 이 인더스문명의 유물에 요가수행자의 이미지가 있음을 인정하고, 명상으로 얻는 주력(신통)으로 사람이나 세계를 지배할 수 있다는 생

각이 이미 존재하지 않았을까 생각한다(『불교와 요가仏教とヨーガ』 62쪽).

호리 아키라는 모헨조다로에서 출토된 동으로 만든 춤추는 아이의 상을 후세의 야끄시(야끄시니, 야차녀夜叉女) 그 자체가 아닐까 질문하고 있다. 야끄시란 생명을 키우는 물의 힘이나 식물의 풍요성을 상징하는 정령과 같은 존재이다. 나아가 그는 암시적으로 언급하면서, 인더스의 인장에 새겨진 보리수에 둘러싸인 신상과 보리수 밑에서 금강좌로 앉아 깨달음을 연 붓다 사이의 관념적, 혹은 역사적인 연계를 살피고 있다.

인더스문명과 불교의 연결

후세의 불교전통과의 연관성에 대한 호리 아키라의 논지는 지나칠 정도로 상상력이 풍부하여 탁월한 견해도 있긴 하지만 객관적인 증거가 부족하다. 무엇보다 불교와의 관련을 언급한 학자는 사실 호리 아키라가 최초가 아니다.

예를 들어 인더스의 인장에서 보이는 도안과 초기불교 또는 불교미술을 비교하면서 서로 연결하는 견해를 발표한 학자로는 피고트가 있다. 그는 앞서 언급한 요가를 연상케 하는 자세로 앉은 정면상의 주위를 둘러싼 동물들-코뿔소, 호랑이, 코끼리, 소, 사슴-

에 주목한다. 이 동물들은 기원전 3세기 사르나트(녹야원)의 불탑 기둥에 나타난 코끼리, 사자, 말, 소를 연상시키며, 그중에서도 사슴은 사르나트의 그림에서 붓다와 끊으려야 끊을 수 없는 관련이 있다고 한다. 마송 우르셀도 기원적·역사적 또는 개념적으로 요가가 불교나 자이나교의 전통에 가깝다고 해석하고 있다.

1000년 이상의 시대를 사이에 둔 대규모의 '유추'이지만 의외로 연결이 설득력을 지니고 있는 듯 느껴진다. 인더스문명의 종교가 후세의 불교와 직접적 또는 본질적인 연계를 지녔는지 아닌지는 그 자체로서도 흥미로운 주제이지만, 이번 장의 관심에서는 벗어난다. 여기서는 인장의 소위 '문자'가 종교적인 특수한 표현형식을 반영한 것이며, 명상 또는 한 장소에 머무르지 않는 삶을 산 종교인이 그 담당자였다는 호리 아키라의 견해가 어디까지나 시사적 또는 자극적이라는 점만 지적하겠다.

무엇보다 명상이나 요가와 편력유행자遍歷遊行者 사이의 관계를 지적한 학자는 호리 아키라만이 아니다. 예를 들어 인도학자인 하우어(Jakob Wilhelm Hauer 1881~1962)는 요가를 엑스터시를 동반한 신비주의의 일종으로 보고, 그 기원을 『아타르바 베다Atharva Veda』의 브라띠야Vrātya 찬가에서 찾는다. 그에 따르면, 브라띠야라 불리는 사람들은 비非브라만적인 편력유행자로, 그 실천방법 가운데 요가의 원형을 발견할 수 있다고 한다. 브라띠야에 대해서는 다음 장에서 살펴보기로 한다.

문명 담당자의 문제 – 언어분석에 의한 접근

'비非문자설'을 덮기 위해서는 훌륭한 해독 결과를 제시하는 것이 최선이다. 긴요한 '해독'이 이루어지지 않은 현시점에서 종전의 의론을 다시 문제 삼는 것은 약간은 부끄러운 일이다. 인더스문명의 인장문자 역시 자연언어를 반영한 소위 '문자'이며 특정의 언어를 기록했다고 가정한다면 현존하는 언어 가운데 어떤 언어와 가까울까?

소위 '신관왕'을 베다의 제관이라 보고, 인더스문명의 유구나 유물을 『리그 베다*Rig Veda*』 등의 제의 문장祭詞에 의해 어떤 모순도 없이 설명할 수 있다고 강하게 주장하는 사람들도 분명히 존재한다. 최근 세력이 늘어나는 배외拜外적인 한두교 원리주의자들 중에는 고대 인도·아리아어(베다어나 산스끄리뜨어)로 인장문자를 읽고 해석했다고 주장하는 사람들이 있다. 여하튼 인도인의 주장은 학문 이전에 그 사람의 입장을 반영하며, 완고한 정치성을 보이는 일도 많기에, 그대로 받아들이면 안 된다. 현재 해독에 성공했다고 자칭하는 사람들의 결과는 사람에 따라 각기 다르다. 또한 인장 도안의 해석에도 작위적인 면이 많다. 그러나 인도·유럽어족이라는 주장에 대해 과학적·논리적으로 결정적인 반증을 제시하지 못하는 것도 여전히 사실이다.

인더스 인장에 기록된 문자 배열을 데이터화하고 통계학적 수법을 응용하여 분석하는 방법으로, 문자 그 자체는 해독하지 못했지만 언어의 통어統語적인 성질이나 형태적인 특징을 이끌어낼 수 있다. 1960년대 이후, 소련연방(당시)의 연구 팀과 핀란드 팀이 각기 별개의 컴퓨터를 사용하여 행한 연구결과는 현존하는 언어 그룹으로 말하자면 드라비다어족의 여러 언어와 상당히 유사한 특징을 보인다는 사실을 밝혀냈다. 드라비다어족이란, 현재 남인도를 중심으로 거주하는 2억 명 이상의 사람들이 사용하는 교착어膠着語의 특징을 보이는 여러 언어의 총칭이다. 현재의 여러 드라비다어의 선조에 해당하는 듯한 언어가 인더스문명 담당자들 사이에 틀림없이 사용되었다고 한다. 하지만 드라비다어라는 주장에 대해서는 아직도 여전히 다른 의견이 있다.

담당자의 민족구성 – 형질인류학에 의한 접근

물론, 만약 드라비다어로 쓰여 있다 해도, 바로 인더스문명을 드라비다계의 민족이 담당했다고 단정하는 것은 섣부른 판단이다. 인더스문명에서 여러 개의 언어가 사용되어 인장에 기록된 언어가 그 중의 하나에 불과했던가, 일종의 공통어(링가 프랑카)였을 가능성마저 부정할 수 없기 때문이다.

또한 유적에서 출토된 인골의 특징을 정밀 검사한 형질인류학의 연구성과에 의하면, 인더스문명의 담당자들, 특히 도시 인구는 상당히 '코스모폴리탄적'인 양상을 보이고 있다고 한다. 유적에 따라 경향의 차이가 있기는 하지만 지중해형, 알펜형, 프로토 오스트랄로이드, 몽골로이드 등 다양한 인종형을 보이는 뼈가 출토되고 있다. 인더스문자가 인도·유럽어로 해독될 수 있는 가능성도 여전하지만, 자연인류학적 증거에 비추면, 인더스문명이 적어도 아리아인의 힘으로 세워진 문명이 아니라는 사실은 거의 100퍼센트 의심의 여지가 없다. 드라비다계가 어떠했는가는 잠시 접어두고, 인더스문명을 주로 비非아리아계로 이루어진 사람들의 활동의 소산으로 이해해도 큰 잘못은 없을 것이다.

그러고 보니 소위 '신관왕'은 간다라 불상과 같은 우아한 웨이브가 있는 머리나 수염과 달리, 직모 상태의 턱수염을 기르고 있다. 얼굴 모양은 입술도 두껍고, 아리아계라기보다 드라비다계나 문다 Munda계[6]처럼 느껴진다. 서양적인 풍모까지 감도는 간다라 불상들과 대조적이다. 눈꺼풀이 두터운 듯 보이는데, 그렇다면 몽골로이드계의 인종일까? 어딘지 흑인종과 비슷하기도 하다. 어찌 됐든 표현된 인물상(신상?)에서 우리들이 느끼는 것은 코카소이드계와는 어딘지 다른 인종의 이미지이다.

신진의 고고학자 우에스기 아키노리上杉彰紀에게 물어보니, 인

---

6   인도 비하르주와 오리사주의 구릉지대에 사는 원주민.

더스 유적 출토의 인골에 의한 형질인류학적인 분석은 샘플수가 적은 것이 난관이 되어 뚜렷한 진보를 보이고 있지 않다고 한다.

앞서 언급한 마송 우르셀이나 엘리아데, 나아가 프랑스 인도학자 장 프르질스키(Jean Przyluski 1885~1944) 등은 인더스문명에서 보이는 링가 모양의 유물이 후세의 링가에 해당한다고 해석한다. 나아가 '링가'라는 단어의 오스트로아시아어 기원을 주장해, 링가 그 자체의 내력 문제도 언급하고 있다. 오스트로아시아 언어란 인도차이나에서 남아시아 동부에 산재하는 일정한 특징을 공유하는 여러 언어의 총칭이다. 그들의 견해는 인더스문명과 문다계 원주민과의 역사적 관계를 긍정적으로 받아들이는 것으로 볼 수 있다. 종교학자 엘리아데도 요가에 대한 프로토 오스트랄로이드계의 민족 집단이나 문화의 영향을 강조하고 있기에, 기본적으로 같은 생각이라고 할 수 있다.

인더스문명 이전의 문제

인더스문명이 아리아민족의 소산이라고 처음부터 믿어 의심치 않은(믿어 의심치 않고 싶은) 막무가내인 사람들도 있으나, 어디까지나 인더스문명은 아리아인들을 중심으로 이루어진 것이 아니며, 또한 요가에 해당하는 것이 인더스문명에 이미 존재하고 있었다고 가정하는 경우, 요가가 아리아인의 전통을 이끌었다고는 생각하기 어렵다. 나중에 서술하겠지만, 요가는 초기 아리아어 문헌에 명확한 형태로 나타난 적이 없다. 특히 고古 베다 성전의 경우 그렇다. 이것도 요가의 비非아리아적인 유래를 암시하고 있다고 생각된다.

그렇다면 요가에 해당하는 것이 인더스문명에 있었다는 사실만으로 요가가 인더스문명에서 기원한다고 말할 수 있을까? 문제는 그렇게 간단하지 않다. 영국인 고고학자 R. 올친 등의 최근 저서에 의하면, 인더스문명은 그곳에 수천 년 이전부터 존재하고 있던 선주민과 그 문화의 기반 위에 발생하여 성숙했다는 사실을 알 수 있으며, 이 점을 고려하면 인더스문명의 종교는 이전의 종교와 통합 단계에 있었다고 생각하는 편이 타당하다. 종교와 관련된 여러 요소 중에는 그 내력이 인더스문명 이전까지 거슬러 올라가는 것도 틀림없이 있을 것이다. 물론 그 경우 선주민이란 누구인가라는 중요한 문제에 부딪쳐 수수께끼는 사라지지 않는다. 최근의 고고학에서도 인도, 아프가니스탄, 파키스탄, 이란에 걸친 광대한 영역에서 인더스문명기보다 훨씬 먼저 세워진 유적이 계속 발견되어 발굴 조사가 이루어지고 있다. 태고의 문화에 관련한 정보도 느리기는 하지만 계속 축적되고 있다.

요가는 일찍이 베다나 불교로 소급된다고 생각했던 적이 있다. 이제는 인더스문명의 단계에서부터 요가의 존재가 나타나, 가설이기는 하지만 요가의 기원은 일거에 기원전 3000년까지 거슬러 올라가고 있다. 더 나아가 그보다 수천 년 이전까지 더듬어 찾을 수 있는 선주민 문화의 문제까지 활발하게 논의되고 있다. 그러나 인더스문명 이전에 요가가 존재했다고 확인해주는 실체적 증거를 발견하진 못하고 있다. 요가의 기원이 인더스문명에 있는지, 인더스문명 이전까지 거슬러 올라가야 하는지는, 지금으로서는 명확하게 알 도리가 없다.

인더스문명에서 엿볼 수 있는 것

어디까지나 추측이나 유추의 영역을 벗어나지 않으며 분명 불확실하지만, 인더스문명의 여러 유물이나 유구로부터 이 책의 주제인 '요가'와 관련한 몇 가지 사실이 어슴푸레 드러나고 있다. 그 하나는 요가와 '생명' 또는 '살아있는 것'과의 끊을 수 없는 관계이다. 요가는 호흡의 제어(조식調息)를 중요한 목표로 삼고 있다. 호흡과 생명과의 연관은 떨어질 수 없으며 본질적이다.

명상하는 수행자와 비슷한 인물이 동물들에게 둘러싸여 있는 인장의 도안을 보면 요가수행과 '생명의 행위' 사이의 분리할 수 없는 관계를 암시하고 있다고 생각된다. 동물들이 둘러싸고 있다는 사실을 생식이나 풍요의 관념과 연결시킬 수도 있다. 이들 동물들이 중앙의 인물(혹은 신)을 위한 희생물로 그려졌다고는 생각하기 힘들다. 희생동물로는 어울리지 않은 호랑이나 코뿔소 등이 포함되어 있기 때문이다. 분명 인더스문명의 유적에서 제의와 관련해 산 제물이 되었을지도 모르는 동물의 뼈가 나오고 있으며, 까리반간 유적(북서 인도 라자스탄주州)에서 출토된 선각화線刻畵에는 산양의 희생제의供犧를 나타내는 듯한 도안이 나왔다.

그러나 총체적으로 보면, 그들의 종교 전반에 걸쳐 동물 희생제의가 본질적·지배적인 요소를 형성하고 있었다고는 볼 수 없다. 아리아인에 의한 베다의 종교가 동물을 희생으로 바치는 '희생제의의 종교'라는 측면이 있었다고 한다면, 인더스문명에서의 희생제의는 확실히 다른 특성이 있다고 생각된다. 양, 산양, 소가 가축화되고 있던 것은 발굴 결과나 출토물에서 입증되고 있다. 인장 이외에 동판이나 찰흙상도 포함하면, 영양, 악어, 토끼, 낙타, 개, 다람쥐, 천산갑, 공작, 물새, 닭, 잉꼬, 돼지, 거북이, 원숭이 등도 보인다. 문명 중에 동물들이 평화적으로 어수선하게 있던 모습이 전해진다.

유적에서는 확실히 무기나 무구武具와 비슷한 종류는 출토되지 않았다. 군사력을 전면에 내세웠던 통치 방식은 아니었음을 암시하지만, 더 나아가 문명의 담당자는 대개 평화적으로 불살생·비폭력을 뜻에 두고 채식주의를 실천하고 있었다는 대담한 추론을 전개하는 학자가 있다(동물 고기를 먹었다는 고고학적인 증거가 있기에, '주의'로서 철저하게 실천되고 있었는지 아닌지는 물음표가 붙는다). 선사시대 사람들의 생명관이나 식생활을 상세하게 조사하는 것은 불가능하나, 적어도 산 동물을 괴롭혀 고통을 주는 방향이 아니라 생명을 존중하는 자애로운 성향을 여기서 엿볼 수 있다고 생각된다. 고대에서 동물과 인간의 관계를 살피는 동물고고학의 성과가 기다려진다.

좌선을 방불케 하는 자세를 취하고 있는 인물상이 어떠한 초자연적 존재, 말하자면 '신'이라고 가정한다면, 그 신은 명상 내지는 요가와 깊이 관련되어, 경우에 따라서는 성기숭배(남근숭배)나 생물·생식·풍요 등의 관념과 결부되었을 가능성이 있다. 요가와 생식이라는 일견 상반된 두 가지 측면을 양립시키는 이 신은 확실히 후세의 쉬바신을 연상시킨다. 이 좌상이 때로 원原 쉬바신(프로토쉬바)을 나타낸다고 주목받는 이유다. 욕망의 억제에 의한 철저한 수행으로부터 생성되는 신비력이 번식력으로서의 일면을 지닌 것도, 후세의 요가나 고행의 전통에서 나타나는 경향이다. 단지 후의 쉬바신앙과 밀접히 연결된 '링가'에 해당하는 것이 인더스문명에 있었는지 아닌지는, 유물의 분류학상 소속에 의문이 남기 때문에, 당장에는 판단하기 힘든 문제이다.

마송 우르셀은 '인도인은 누구라도 쾌락주의자와 고행주의자의 양면성을 내포하고 있다'(『요가Le Yoga』)고 지적한다. 이는 인도인만이 아니라, 인도의 문화적 전통에 대해서도 동일하게 들어맞는 말이다. 모순되는 성격의 공존이야말로 인도 정신성의 발로이며, 절정이라고 말할 수 있다. 금욕과 다산은 인도의 전통에서는 서로 받아들일 수 없는 것이 아니라, 오히려 깊이 통하는 개념이다. 이러한 의미에서, 동물들에게 둘러싸인 요가수행자를 방불케 하는 인물상(신상)에서 전해지는 것은 역시 어디까지나 힌두적이며 인도적이라고 말하지 않을 수 없다. 여기서 인더스문화가 미래 힌두교의 시조의 모습을 띠고 있다는 주장도 일면 수긍된다.

다음 장에서 자세히 살펴보겠지만 마송 우르셀은 인도문명을 구성하는 두 가지 요소를 내세워, 하나는 베다에서 유래하고 다른 하나는 요가의 전통에서 구하고 있다. 특히 요가는 인도 고유의 것으로, 인더스문명에 존재하고 있었다고 단언하고 있다.

인더스문명의 종언

결국 인더스문명은 쇠퇴하지만, 그 원인은 여전히 수수께끼 상태이다. 한때 그럴듯하게 주장되던 아리아인에 의한 인더스 여러 도시의 파괴와 살육은 지금은 설득력이 부족하다. 최근 연구가 진전되어, 그들의 인도아대륙으로의 진입 연대(기원전 1500년경)와 도시문명의 쇠퇴기(기원전 1800년경)가 연대적으로 부합되지 않다고 보기 때문이다.

문명의 쇠퇴를 가져온 징조로 환경파괴(과도한 산림벌채 등)에 의한 주위의 건조화, 인더스 강 입구 토지 융기에 의한 강줄기의 변화와 그것을 원인으로 하는 대홍수의 빈발, 한랭화를 포함한 전 지구적 기후변동 등 여러 설이 거론되고 있다. 그중에서도 인더스 하류 지역 지반의 융기와 그에 의한 물길의 변화가 주요 요인이라는 견해가 여전히 유력하다.

그렇지만 문명이 하룻밤 만에 홀연히 모습이 소멸되지는 않았다는 사실은 분명하다. 인더스문명의 영역 내에 있던 뻰잡 지방이나 구자라뜨 지방에서 문명이 쇠퇴한 후에도, 문명의 전통이 지역마다 변용되면서, 촌락문화의 형태로 여전히 수백 년간 유지되었다는 것이 고고학적으로 증명되고 있다. 인도에 들어간 아리아인들이 직접적으로 접촉을 했다면, 이 단계의 인더스문명의 잔재였을 가능성이 높다.

인더스문명은 도시문명의 붕괴와 함께 소멸되지는 않았다. '인더스문명적인 것'은 그 후 인도문화 사이에 확산되었다고 봐야 한다. 그런 의미에서 인더스문명은 인도문화의 원류·연원이었을 뿐 아니라, 이후 인도문화의 저층·기층에 스며들어, 문화의 표층에 끊임없이 계속 자극을 주었다고 말할 수 있다.

현시점에서 요가와 관련하여 인더스문명에서 그 이상의 암시를 끌어내기는 힘들다. 어떠한 설을 제기해도 가설에 머무를 수밖에 없다. 앞에서도 강조한 것처럼, 인더스문명의 성립이나 내용을 문자 자료를 사용하여 밝혀낼 수단이 없는 상황과 마찬가지이기 때문이다. 만약 요가와 같은 실천형태가 있었다고 해도, 인장에 기록된 여러 문자가 해독되지 않고 있는 이상, 구체적으로 그것이 무엇이며 어떻게 불렸는지조차 분명하지 않다.

엘리아데는 요가와 샤머니즘과의 유사성을 지적하고, 마송 우르셀은 더 나아가 양자의 관련성을 근거로 요가의 기원을 시베리아나 티베트에서 찾을 수 있다는 가능성도 시사하고 있다. 그러나 양자의 차이를 중시하는 견해도 있다. 샤머니즘은 정령으로부터 영감을 받을 때 성립하는 반면, 요가는 자력의 수행이며 극기를 본질로 하기 때문이다. 샤머니즘의 문제까지 나오면 유라시아 전체로 이야기가 지나치게 확대되어 수습하기 힘들 수 있어, 여기서는 의론을 인도아대륙 내로 제한하여 요가의 성장을 고찰하도록 한다.

우선 태고의 인더스 강 유역을 벗어나, 기원전 12세기의 뻔잡 지방에서 시작하는 베다 시기의 문화복합에 눈을 돌려보자.

제3장
체계화 이전의 요가

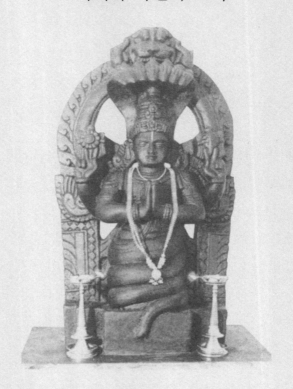

마송 우르셀의 '베다-요가 이원론'

이번 장에서는 인도에서 가장 오래된 문헌인 베다에 나타난 요가에 대해서 살펴보자. 먼저 비교종교학자 폴 마송 우르셀의 이론을 보자. 그는 더없이 명확하며 혜안에 가득 찬 명저 『요가*Le Yoga*』(1954년 간행)에서, 인도사상사 중에 베다 또는 인도의 전통적 신분질서(카스트·바르나 제도[7])에 기초한 브라만교와, 요가에 기초를 둔 종교와 교단이라는 거대한 두 가지 흐름을 중시한다. 인도의 사상이나 문화는 이러한 두 가지 흐름을 기본으로 한 이중구조를 이루

---

7 카스트는 포르투갈어에서 유래한 것으로, 인도에서는 색(色)을 의미하는 바르나라는 말을 신분·계급의 의미로 사용하고 있다.

고 있다고 주장한다. 그는 아래와 같이 말한다(『요가キ—ガ』 99쪽).

인도의 정신에는 두 가지 측면이 있다. 그것은 베다와 요가이다.

이중구조의 기초를 형성하는 두 가지 핵심으로, 하나는 전통적 신분질서— 브라만, 끄샤뜨리아, 바이샤, 수드라의 네 바르나로 구성된 계급—의 정점에 위치하여 사회에서 지배적 지위를 획득한 브라만 계급이나 브라만 중심의 가치체계에 대한 경의이며, 다른 하나는 사회구조나 신분질서를 도외시한 곳에 성립하고 있는 요가수행자나 요가적 가치세계에 대한 숭배라고 한다.

〈표 2〉 인도사상·문화의 2가지 초점(이중구조)

브라만적 가치세계	⇔	요가적 가치세계
브라만(제관, 사제)	⇔	요가수행자
카스트·바르나 제도의 시인·강화	⇔	카스트·바르나 제도의 부인·해소

마송 우르셀은 역사시대에서 요가의 가장 오래된 흔적을 기원전 6세기~5세기경에 발생한 자이나교나 불교의 생활규율에서 찾아, 그것이 나중에 힌두교로 이어졌다고 본다. 여기서 불교나 자이나교가 브라만 중심의 체제이며 신분질서를 부정하는 반反브라만

적·반反아리아적인 사상종교운동이었다는 사실은 중요하다.

요약하면, 마송 우르셀은 가장 오래된 형태의 요가가 불교와 자이나교라는 비非아리아적·반反권위주의적 사상운동으로 거슬러 올라갈 수 있다는 점을 근거로, 요가는 기원과 본질에 있어서 베다나 신분제 같은 브라만교의 규범과는 선을 긋는다고 단언한다. 아리아적 인도의 고향이라 할 수 있는 고대 이란에서 요가에 상당하는 실천이 아무것도 발견되지 않는 것도 그 증거라 할 수 있다. 베다는 고대 이란의 문화와 일종의 쌍둥이 같은 것인 반면, 요가는 아리아인으로부터 계승한 것은 아니라고 본다. 그는 다음과 같이 주장한다(『요가』 9, 18, 99쪽).

요가는 베다나 카스트와 관계가 없다.
요가는 카스트제도나 베다를 무시한다.
베다는 지식이며, 요가는 힘이다.

그가 말하려는 것을 요약해서 대조표를 만들면 아래와 같다. 이번 장 앞에서 나온 '브라만교 대 요가' 도식을 구체적으로 정리한 것이다.

⟨표 3⟩ 마송 우르셀에 의한 베다·요가 이원론의 도식

베다	요가
아리아(외래)	비非아리아·전前아리아(자생, 토착)
이란(서방기원)	인더스문명(인도아대륙 기원)
학습에 의한 지식	실천에 의한 힘
브라만교	반反브라만교적 사상·종교운동(불교·자이나교)
카스트적 신분질서	반反카스트
사회적 위신·권위	반反권위주의(자존)
사회·집단	개인
브라만 지상주의	반反브라만
동물희생제의	불살생·채식주의

인더스문명에 대한 착안

마송 우르셀은 인도 선사문화나 원래의 인도문명 중 요가의 기원을 찾는 과정에서 특히 인더스문명의 존재에 착안한다. 그중에서도 그가 가장 주목하는 것은 모헨조다로에서 출토된 원原 쉬바신이라고도, 태고의 요가수행자라고도 주목되는 인장이다. 그의 주장에 의하면 요가는 약 4000년 전까지 거슬러 올라갈 수 있는 인도 고유의 것이며, 외래의 아리아계 사람들이 아니라 토착 인도인 자신이 세운 인도적 정신성 그 자체의 증거이다. 인도의 정신성에 내재된 탈이론적·초논리적 부분은 아리아인에게서 시작하지 않으며, 요가의 존재에 힘입은 것이라고도 말하고 있다. 그는 요가가 인더스문명에 존재하고 있었다고 단언한다.

마송 우르셀은 그의 저서 『요가』 중에 드라비다 민족에 대해 분명히 언급하지 않고 있다. 오히려 오스트로아시아어족 문화와의 연관을 찾고 있는 것처럼 보인다. 이 책을 쓴 것이 1954년이고, 소련이나 핀란드 연구팀에 의해 인더스문자의 언어에 대해 예측이 이루어진 것은 10년 정도 지난 1960년대 후반의 일이다. 가령 인더스문명의 인장에 새겨진 문자와 드라비다어와의 유사한 관계를 암시하는 연구 성과를 그가 실제로 접했더라면, 분명 요가와 드라비다 민족을 더욱 깊이 연관시켰을 것이다. 그러나 그는 그것을 지켜보지 못하고 1956년에 생을 마감했다.

요가의 토착설과 외래설

마송 우르셀은 명석한 통찰력으로 이항대립적인 도식을 제시하여, 요가가 인도 사상이나 문화의 2대 요소 가운데 하나를 형성한다고 조명했다.

마송 우르셀의 이론에 전형적으로 나타나는, 아리아인 진입 이전의 토착적 전통에서 요가의 기원을 찾는 견해를 '요가의 토착설'(또는 '요가의 자생설')이라 부른다. 호사카 슌지保坂俊司의 저서 『불

교와 요가仏教とヨーガ』(59쪽)에서 소개되고 있는 바와 같다. 인더스 문명기의 유적에서 요가의 존재를 시사하는 여러 유물이 발굴되는 것도 유력한 근거라 할 수 있다.

그에 비해 요가가 인도 이외의 지역에서 이입된 것이라고 보는 '요가의 외래설'도 존재한다. 요가는 인도에서 시작된 것이 아니라 아리아인의 진입·이주와 함께 서방에서 초래되었다는 주장이다. 이 가설이 맞는다면, 베다가 인도의 가장 오래된 아리아인의 문헌인 이상, 베다 속에서 이미 요가의 명백한 증거가 발견되어야 맞을 것이다. 어찌 됐든 인도의 가장 오래된 문헌 자료인 베다에서 요가의 흔적 유무를 찾는 일은 요가의 기원 연구에 무익하지 않다.

무엇보다 아리아인은 인더스문명이 멸망하기 훨씬 이전부터 인도에 있던 토착민이었다고 주장하는 사람도 있다. 이 견해에 따르면 요가의 전통은 6500년 전까지 거슬러 올라가게 된다. 그러나 그렇게 되면 역사적인 사실관계의 틀 자체를 근본부터 바꿔 생각해야 한다. 아직까지는 그 가설에 설득력을 제공하는 유력한 증거가 발견되지 않고 있다.

마송 우르셀은 『요가』(40쪽)에서 다음과 같이 단언하고 있다.

베다에는 요가가 없고, 요가에는 베다가 없다.

그렇다면 정말로 '베다에는 요가가 없는' 것일까. 베다문헌 중요가의 존재 유무부터 검증해 보자.

베다의 상히따 문헌 등에 나타난 요가에 대한 기술

인도는 베다문헌과 함께 역사시대를 맞는다. 베다란 기원전 1500년경에 인도아대륙에 이주해 온 아리아인들의 제식 실행 등에 관한 일련의 종교문헌을 가리킨다. 아리아인(또는 인도·아리아인)이란 인도·유럽어족의 인도·이란어파에 속하는 언어(고대 인도·아리아어)를 사용하던 집단이다. 베다문헌은 제의를 담당하는 제관의 직무에 따라 4종류로 구분된다. 『리그 베다*Rig Veda*』, 『사마 베다*Sāma Veda*』, 『야주르 베다*Yajur Veda*』, 『아타르바 베다*Atharva Veda*』가 그것이다. 4개 베다의 찬가에 해당하는 부분은 상히따(Saṃhita 본집)라 부른다. 좁은 의미로 '베다'라고 할 때, 이 상히따를 가리키는 것이 보통이다. 『리그 베다』의 상히따가 가장 오래되었으며, 그 시기는 기원전 12세기경까지 거슬러 올라간다.

그런데 '요가'나 동사형인 '유즈'(√yuj)라는 단어가 『리그 베다』 이후 자주 출현한다. 그러나 여기서는 문자 그대로 '멍에', '결합' 또는 '가축을 메다'라는 직접적인 의미로 사용되어, 수행으로서의 요가를 나타내는 용례는 없다. 베다의 제식에서 제사장소를 만들어 신들을 초대할 때, 신이 탄다고 하는 말을 수레에 메어야 했다. 이를 위해 베다문헌에 '요가'나 '유즈'라는 단어가 나타나도 이상하지는 않다.

베다 시대부터 '요가끄세마yogaksema'라는 복합어가 사용되고 있다. 이 산스끄리뜨어 표현은 병렬복합어(전통적으로 상위석相違釋이라 부른다)로서 '(재산의) 획득과 유지'로 해석되어, 그로부터 '지복' '번영' '생계'를 의미하게 되었다고 한다. 여기서 지금 문제 삼는 요가와는 다른 어의로 사용되고 있다. 이 단어가 지시하고 나타내는 것을 명실공히 후세 요가의 선구라고 파악하기는 어렵다. 호흡법에 대해서는 나중에 살펴보겠지만 『아타르바 베다』에 암시적으로 언급되어 있다. 단지 후세의 요가와의 관련은 아직 확실하지 않다.

이상과 같이 4개 베다 상히따로 제한하면, 수행으로서의 요가의 흔적은 희박하다. 사실 나중에 서술하겠지만, 요가가 문헌에서 명시적으로 언급되기 시작한 것은 고古 우빠니샤드(기원전 800년~기원후 200년)부터이다. 우빠니샤드 성전군 안에, 특히 고따마 붓다를 전후하는 시대에 성립한 것, 다시 말해 초기부터 중기에 걸친 우빠니샤드 문헌에서 요가는 명료한 모습을 지니고 나타난다. 마송 우르셀은 '브라만교에 의한 최초의 요가 활용은 우빠니샤드에서 실증된다'고 쓰고 있다(『요가』 42쪽). 그렇다면 마송 우르셀이 말하는 '베다'는 논리적으로 우빠니샤드 문헌을 포함하지 않는 협의의 베다문헌, 특히 '상히따'라고 유추된다. 그렇다면 그가 앞서 한 말은 기본적으로 타당성을 얻게 된다. 확실히 그의 주장처럼 '베다

에는 요가가 없고, 요가에는 베다가 없다.'

우빠니샤드에 등장하는 요가

요가가 인도철학사의 표층에 모습을 드러내는 시기는 우빠니샤드가 성립되는 시대 이후이다. 요가의 행법이나 호흡법은 가장 오래된 우빠니샤드라고 여겨지는 『찬도갸 우빠니샤드*Chāndogya Upaniṣad*』나 『브리하다란야까 우빠니샤드*Bṛhadāraṇyaka Upaniṣad*』 등에서 발견된다. 『찬도갸 우빠니샤드』(8·15)에 다음과 같은 기술이 있다.

> (전략) 모든 감각기관을 고정시키고, 신성한 장소(제사의 장소) 이외에서, 모든 살아 있는 것에 해를 가하지 않는 사람
> ― 그러한 인간은 (중략) 브라흐만의 세계에 도달한다.

여기에는 나중에 체계화되는 요가(아슈땅가요가aṣṭāṅga yoga)에 의한 제감(쁘라띠야하라pratyāhāra)에 해당하는 실천이 시사되고 있다. '제감'이란 감각기관의 움직임을 제어하여 대상과의 결합을 차단하고, 감각기관을 마음의 움직임과 동조하게 만드는 단계를 가리킨다. 그러나 『찬도갸 우빠니샤드』의 기술이 후세의 요가에 의한

제감과 동일하다고 인정할 수 있는지에 대해서는 학자 사이에 의견이 분분하다.

요가가 명료한 형태로 문헌에 등장하는 시기는 고따마 붓다가 활약하기 전후의 일이다. '요가'란 단어가 처음 나타나는 것으로 고古 우빠니샤드 성전군에 속하는 『따잇띠리야 우빠니샤드 Taittirīya Upaniṣad』(2·4·1)의 예가 자주 인용된다. 이 우빠니샤드는 『찬도갸 우빠니샤드』나 『브리하다란야까 우빠니샤드』보다 새로워, 불교의 성립 전후(기원전 5~4세기경)에 만들어졌음에 틀림이 없다.

앞서 말한 『따잇띠리야 우빠니샤드』(2·4·1)에서 '요가'라는 단어가 '요가 아뜨마yoga ātmā'라는 복합어로서 나타나고 있다. 그러나 그 의미는 잘 알 수 없다. 요가 문헌을 전문으로 하는 혼다 메구무本多惠는 '요가는 몸통이다'라고, 유다 유타카湯田豊는 '몸통은 요가이다'라고 번역한다. 사호다 쓰루지는 여기서 '요가'를 일종의 종교적·정신적인 마음의 기술 내지는 마음의 경지를 나타내는 단어라고 해석하고, 명상의 수행을 쌓은 사람이 도달하는 평화이며 안정된 심적 상태를 가리킨다고 주장하고 있다. 그는 추론을 더욱 부풀려, 이 마음의 상태가 명상의 수행과 체험을 전제로 하는 이상, '요가'라는 것이 당시 이미 명상이나 삼매의 수행을 의미하고 있었을 것이라고 추론하고 있다. 사호다 쓰루지는 『따잇띠리야 우빠니샤드』 시기를 불교 이전으로 보고 있기에, 그 견해를 채택하면 수행법으로서 요가는 불교 이전에 성립되었다고 할 수 있다.

까타 우빠니샤드와 마이뜨리 우빠니샤드의 기술

마찬가지로 불교의 흥기를 전후하여 성립된 것으로 보이는 『까타 우빠니샤드Katha Upaniṣad』에는 어느 정도 요가에 대한 확실한 기술이 발견된다. 이 우빠니샤드는 중기 우빠니샤드로 분류되어, 앞의 『따잇띠리야 우빠니샤드』보다 시대가 뒤라고 짐작된다. 『까타 우빠니샤드』에는 '아디야뜨마 요가adhyātma yoga'(2·12)라는 표현이 보인다. 유다 유타카는 '자기에게 관련한 요가'라고 해석한다. 이와모토 유타카岩本裕는 전에 '자아에 관한 마음의 통일'이라고 번역했다. 핫토리 마사아키服部正明 박사는 '자기에 관한 명상'으로, 나카무라 하지메中村元는 '내관적 요가'라고 표현하고 있다. 『까타 우빠니샤드』(6·10~11)에서는 다음과 같이 말한다.

사고와 함께 다섯 가지의 지각기관이 정지하고,
이해력이 움직이지 않을 때에,
그것을 최고의 걸음이라고 말한다.
감각기관을 확실히 억제하는 것을,
사람들은 요가라고 생각한다.

끊임없는 마음의 산란을 억제하여 움직이지 않도록 하는 조작을 가리켜 '요가'라고 부르고 있는 것이다.

사호다 쓰루지는 『까타 우빠니샤드』의 이 부분을 중요하게 본다. 요가가 감각기관은 물론 그 상위에 있는 각覺(붓디buddhi=판단, 확인을 담당하는 기관)까지도 제지시킨다고 보고 있기 때문이다. 앞의 해석에서 '이해력'이라고 한 것이 '각'에 해당한다.

더 나아가 같은 『까타 우빠니샤드』의 다른 곳(3·13)에는 이런 내용도 보인다.

현명한 사람은 언어와 사고를 억제해야 한다.
그는 사고를, 인식으로서의 자기에 있어서 억제해야 한다.
그는 인식으로서의 자기를, 크나큰 자기에 있어서 억제해야 한다.
그리하여 그는 그것을, 정적靜寂한 자기에 있어서 억제해야 한다.

'언어→사고→인식으로서의 자기→크나큰 자기→정적한 자기'라는 순서로 마음을 제지해 가는 조작은 마음의 움직임을, 표층적인 것으로부터 차례로 더욱 높은 차원의, 보다 근원적인 것으로 획득해 가는 과정에 다름 아니다. 이렇게 최후의 정적(적정), 다시 말해 마음의 움직임이 완전히 멸각된 상태에 이르는 것이다.

사호다 쓰루지에 의하면 상위의 심리작용이 하위의 심리작용을 억제하고 다스려 심리작용 그 자체를 해소·병합해버리는 수단으로서의 요가, 환언하자면 하위의 심리작용이 상위의 심리작용 가운데에서 지양되고 해소되어 나가 최종적으로 모든 의식이 말소되어 버린 상태에 도달하기 위한 절차로서의 요가가 그 시대, 다시 말해 불교나 자이나교가 흥한 전후 시대에 거의 완성되었다고 보는 것이다.

인도의 종교적 전통에서의 요가, 특히 고대의 그것을 주제로 박사논문을 쓴 앞서 말한 종교학자 미르치아 엘리아데도 『까타 우빠니샤드』에 주목한다. 같은 우빠니샤드(3·3~9)에서 마음을 견고하게 유지하여 자기를 완전히 조절하게 된 자를 뛰어난 마부라고 비유하고 있다. 여기서 말은 감각기관, 마차는 신체, 마차를 모는 것은 영혼, 마부는 지성, 사고력은 고삐이다. 지성이나 사고를 사용하여 감각기관이라는 말을 제어하고, 신체라는 마차의 폭주를 막아 목적지에 도달한다. 그 장소야말로 해탈의 경지이며 불사의 상태이다. 『까타 우빠니샤드』의 이 구절에는 '요가'라는 단어가 나타나지 않지만, 내용을 보면 후세의 요가를 충분히 방불케 한다. '요가'란 단어가 본래 '멍에'를 나타낸다는 점을 상기하면, 원어의 뉘앙스를 잘 이어받아 표현된 구절이라는 사실을 알 수 있다.

그런데 『까타 우빠니샤드』의 다른 곳(6·11)에서는 '요가'라는 단어가 분명하게 사용되고 있다.

감각기관을 이와 같이 확실하게 억제하는 것을,
사람들은 요가라고 생각한다.
그때 사람은 주의가 깊어진다.

왜냐하면 요가가 나타나거나 사라지기 때문이다.

후기 우빠니샤드의 출발점에 해당하는 『마이뜨리 우빠니샤드 *Maitri Upaniṣad*』에는 요가의 기술과 관념형태가 자세히 설명되고 있다. 이 문헌은 『바가바드 기따』와 시대가 같거나 약간 나중에, 다시 말해 기원전 2세기~서기 2세기경에 성립했다고 생각된다. 대서사시 『마하바라따』의 교훈적 부분보다 먼저 이루어진 것이다. 이 『마이뜨리 우빠니샤드』(6·18)에는 후의 '8부문으로 이루어지는 요가(아슈땅가요가)' 가운데 야마(금계), 니야마(권계), 아사나(좌법)를 제외한 거의 전체가 나타나고 있어, 나중에 체계화된 요가와 흡사한 것이 존재하고 있었음을 상상할 수 있다.

마찬가지로 요가의 실천규정이 있다 - 숨의 조절, 감각기관의 조절, 명상, 정신의 집중, 숙려熟慮, 또한 침잠沈潛이, 6개의 부분을 지닌 요가라 한다.

마찬가지로 『마이뜨리 우빠니샤드』에는 요가가 '모든 사물의 방기放棄'라 말한다. 이것은 요가가 일상적인 생존형태로부터 벗어나는 수단으로서 강하게 의식되기 시작했음을 나타내는지도 모른다. '자기를 버림放擲'이라는, 후에 힌두교에서 중요시하는 주제가 현재화되는 선구라고 생각하는 것도 가능하다.

우빠니샤드 성립의 역사적 배경

그런데 요가가 점차 명료한 모습을 나타내는 우빠니샤드 성전 군群이란 어떠한 역사적 배경에서 탄생한 문헌인가? 인도아대륙 북서부 뻰잡지방에 『리그 베다』 등을 성립시킨 아리아인은, 그 후 인도 중앙평원를 동점하여 혼혈을 반복하며, 토지마다 정착하면서 거주 지역을 확대해 간다. 이윽고 기원전 8세기~6세기경, 온도가 높고 습기가 많은 갠지스강 중류지역을 점유하기에 이르렀다고 생각된다.

당시 갠지스 중류지역은 토양 조건이 양호해 농경의 발달에 따라 잉여 생산물이 발생하고 교역도 활발했다. 갠지스강이나 지류에 따라서, 촌락의 보수성으로부터 자유로운 '도시'도 다수 흥하여, 자유롭고 활달한 분위기가 사회에 넘치게 된다. 브라만의 권위에 그늘이 나타나, 사람들 사이에 베다적인 제식중심주의, 아리아인 지상주의, 카스트 바르나제도에 기초한 신분질서 등에 대하여 회의적인 풍토가 싹트고 있었다. 개인의 자유로운 사고방식이나 생활태도를 배제하지 않는 경향도 늘게 된다. 이런 사회 상황에서, 이 지역을 중심으로 성립해 온 것이 우빠니샤드라 총칭되는 문헌군群이다(우빠니샤드는 그 후에도 계속 편집되어, 그중에는 근대에 성립된 것도 있다. 다만 사상사적으로 중요한 것은 기원전 2세기경까지의 것으로, 그것을 '고古 우빠니샤드'라 부르면서 다른 것과 구별할 때가 많다. 이번 장에서 언급되는 우빠니샤드도 기본적으로 고古 우빠니샤드이다).

　우빠니샤드에는 업(까르마)이나 윤회(삼사라) 이론 등, 나중에 인도사상에 결정적인 의의를 지니는 관념이 표면화된다. 이들은 모두 이전에는 그다지 자주 설명되지 않았다. 요가도 마찬가지였다. 이러한 새로운 요소의 출현은 아리아인이 이주지 선주민들의 사고 양식이나 여러 이념을 받아들여 탄생한 문화적·사상적 산물이라는 해석이 가능하며, 시각을 바꾸면 비非아리아적·전前아리아적인 유래를 지닌 여러 관념이 브라만교적 가치관의 동요·느슨해짐을 계기로 인도 아리아어 문헌(산스끄리뜨어나 쁘라끄리따prākṛta어)의 표층에 스며든 것이라고도 파악된다.

　우빠니샤드를 포함한 광의의 베다문헌은 시대를 거치면서 착실하고 종교적인 전개의 흔적을 보이고 있다. 우빠니샤드에는 먼저 나온 상히따 문헌 등과 비교하여, 인도 토착의 사고나 관습이 더욱 강하게 반영되고 있다고 생각할 수 있는 충분한 근거가 있다. 요가적 관념이나 여러 요소가 베다의 상히따에는 나타나지 않고 우빠니샤드로부터 서서히 표면화된다는 사실은, '요가의 토착설(자생설)'을 주장하는 마송 우르셀의 견해를 대체로 옹호한다고 볼 수 있다.

　고古 『우빠니샤드』 초기부터 중기에 걸친 시대는 도시를 중심으로 자유사상가들이 나타나 활약한 시대와도 부합한다. 베다나 브라만의 권위를 수긍하지 않는 당시의 자유사상가들을 슈라마나

śramana(사문沙門)라 부른다. 이들 중에는 고행에 몸을 바침으로써 정신의 자유를 획득하거나 요가적인 명상으로 평안의 경지에 도달하려는 사람들도 있었다. 붓다나 지나(다음 장에서 자세히 살펴볼 인물)도 이와 같은 자유로운 사회 환경을 배경으로 새로운 사상을 내세우며 등장한 것이다.

『리그 베다』에 나타나는 수행자의 이미지

이와 관련하여, 베다 문헌에 나타나는 성자·수행자에 대해 짚고 넘어가자. 대체 그들은 어떤 모습을 하고 있었을까? 혹은, 적어도 어떠한 존재로서 형상화되었던 것일까.『리그 베다』(10·136)에는 '장발의 고행자(케쉰keśin)'에 대해 정리된 설명이 있다. 그들은 때 묻어 더러운 감색 옷(더럽다고 하는 감색 옷?)을 걸치고, 질풍이 부는 대로 이동하는, 신이 빙의한 존재라고 한다. 또한 이 성자는 고행자로서 몰아의 경지에 도달하여, 하늘을 날고, 바람의 말을 타고, 두 대양-동쪽 바다와 서쪽 바다-에 거주하며, 천녀나 하늘의 악사들의 길, 짐승들의 길을 보행하고, 천녀 등의 의도를 이해하고, 루드라신과 함께 독그릇에서 영약을 들이킨다고 한다.

이 신비적 묘사에서 요가수행자의 원형을 인정하려 한 학자도 있다. 베다학자인 쓰지 나오시로辻直四郎는 번역에 곁들인 해설문

에서 '요가의 수행자는 후세의 인도 종교계에 특수한 의의를 지니는데, 그 원형을 생각나게 하는 고행자의 풍모·생태를 묘사하고 있다. 그들은 초인적 능력을 지니고, 우주적 존재의 위치에 이른다.' (쓰지 나오시로 『리그 베다찬가リグ·ヴェーダ讚歌』, 335쪽)라고 기록하고 있다. 한편 엘리아데는 오히려 엑스터시와 떨어지지 않고 결합되어 있던 고대적 샤먼의 모습을 거기에서 찾으려 했다.

브라띠야(에까 브라띠야)라 불리는 사람들

요가의 중요한 요소라 여겨지는 호흡법에 대하여 『아타르바 베다』에 그것을 방불케 하는 구절이 있다는 것은 이미 다루었다. 같은 책 중의 '브라띠야 칸다Vrātya Khānda'(제15권·제15절)라 불리는 구절을 보자.

그 브라띠야는 일곱 개의 쁘라나prāṇa(내쉬는 숨)와 일곱 개의 아빠나apāna(마시는 숨)와 일곱 개의 비아나vyāna(체내에 널리 차 있는 바람기운)를 가진다.

이 구절은 황홀상태에 들어가기 위한 7가지 호흡의 이상적 상태를 언급한 것으로 여겨져, 호흡법에 대한 태고의 기술로서 자주 인용된다. 그러나 이것이 후세에 체계화된 요가의 조식법(쁘라나야마)과 같은지 아닌지에 대해서는 명확한 근거가 부족하다.

여기에 나타나는 브라띠야(구절에 따라서는 에까 브라띠야eka vrātya)라는 단어는 어떤 종류의 인간 내지는 특정 집단을 가리키는 이름이다. 그렇다면 어떤 사람이나 집단을 가리키고 있을까? 그 것도 확실하지 않은 점이 많다. 같은 개인 혹은 집단이, 앞서 인용한 『아타르바 베다』 외에도, 『자이미니야 우빠니샤드 브라흐마나 *Jaiminīya Upaniṣad Brāhmaṇa*』, 『쁘라슈나 우빠니샤드*Praśna Upaniṣad*』, 『끄슈리까 우빠니샤드*Kṣurikā Upaniṣad*』 등 광의의 베다 문헌의 많은 곳에서 여기저기 보이고 있다.

엘리아데는 이 사람들에 대해서 일종의 신비적 존재이며, 고행자나 마술사의 신격화된 원형이라고 하고 있다. 그들은 베다사회의 중핵적·정통적인 종족이 아니라, 독자의 습관을 지닌 주변적 존재였을 것이다. 아리아계인지 아닌지는 여러 설이 있다. 인도문헌학자인 모리츠 윈테르니츠(Moriz Winternitz 1863~1937)는 비非아리아계의 사람들은 아니라고 추정하고 있다. 이들은 희생제의를 특징으로 하는 베다의 종교를 받아들이지 않고, 나중의 쉬바신의 전신인 루드라신을 숭배하고, 성적인 것도 포함하는 비의秘儀적인 예배를 실천하고 있었을 것이라고 한다. 엘리아데는 앞서 서술한 『아타르바 베다』 제15권 제15절의 기술 등을 바탕으로, 브라띠야들이 장기간 계속 서있는 등의 고행에 힘써 (우주의 여러 영역으로 비유되는) 숨의 수련, 다시 말해 호흡의 제어법을 알고 있었으며, 스스로 신체와 우주 사이에 상동한 관계를 인정하고 있었다고 생각하고 있다.

브라띠야의 모습에 대해서는 베다 종교에서의 브라띠야 스뚜마 제사나 마하브라따 제사에서 그 일부분을 엿볼 수 있다. 그들은 두건을 쓰고, 검은 의복을 몸에 걸치고, 흰색과 검은색의 수컷 양가죽을 어깨에 걸치고, 날카로운 끝의 막대기, 목장식, 현이 없는 활을 지닌다. 엘리아데는 그들과 풍요주술이나 성적의례와의 연관을 중시하여, 후에 딴뜨리즘Tantrism에 의한 '비밀의식으로서의 성교'와의 관련도 암시하고 있다. 신체와 대우주와의 동일시는, 시대가 상당히 떨어져 있지만, 나중에 소개할 하타요가의 철학을 상기시킨다.

브라띠야라 불리는 주변적인 존재가 후에 요가의 그것을 연상시키는 '호흡법'과 통하고 있다는 사실은 시사적이다. 『쁘라슈나 우빠니샤드』(1·11)는 다음과 같이 브라띠야와 호흡을 등치하고 있다.

너는 브라띠야다. 아아, 숨이여!
너는 유일의 성스런 도인이다.

고대의 신비가들

『리그 베다』에서 서술하고 있는 '장발의 고행자'와 브라띠야와의 자세한 관계는 수수께끼이다. 한편으로 마가다māgadha라든가 브라흐마짜린brahmacārin이라고 불리는 종교적 존재자도 문헌에 나와 알려졌다. 그는 비밀스런 의식을 전수받아, 검은 카모시카 가죽을 입고 수염을 길러, 동쪽바다에서 북쪽바다로 여행을 하며, 여러 세계를 창조했다고 한다. 붉은 옷을 걸쳐 입고 고행에 힘썼다고도 여겨진다. 브라흐마짜린이나 마가다는 마하브라따 제사에서 뿐슈짜리라고 불리는 신성매춘부와 의례적 성교를 행했다.

이들 고대의 신비적 존재자들 ― 장발의 고행자, (에까) 브라띠야, 마가다, 브라흐마짜린 등 ― 에 대해서는, 문헌에서 얻을 수 있는 정보가 결여되어 막연할 뿐 아니라 개념의 혼란이나 중복도 있다고 생각된다. 고대 인도의 신비적 존재인 브라흐마짜린이 후에 체계화된 요가(아슈땅가요가) 중의 금계(야마)에 있는 브라흐마짜리야brahmacārya(범행梵行)라는 개념과 어떤 관련이 있는지도 명확하지 않다. 아슈땅가요가의 수행법에서 요가의 예비단계로서 브라흐마짜리야(=성욕을 행사하지 않는 것)가 요구되는 것은 고행과 결부된 고대적·주술적 전통(주술적 전통주의)이나 그것과 비슷한 관념과 무엇인가 관계가 있을지도 모른다.

엘리아데는 이런 종류의 여러 관념이 전前아리아적(따라서 비非

아리아적)인 주민에게 중요성을 지닌 것이 아니었을까 하면서도, 아리아 기원의 가능성도 완전히 배제하지 않는다. 아리아인이 인도에 진입하여 온 당시에 그들의 문화는 아직까지도 많은 고대적 요소를 보유하고 있었으며, 그 모두가 그들의 문헌(다시 말해 베다)의 표층에 나타날 리는 없다고 한다. 엘리아데의 생각은 마송 우르셀의 명백한 이분법적 도식에 비해, 부분적인 수정의 여지를 시사한다.

따빠스와 요가

그런데 '요가'와 비슷하지만 다른 것으로 '고행'이 있다. 둘은 서로 혼동되고, 또한 뒤섞여 온 역사적 경위도 있다. 양자 사이의 혼란은 인도에서 가장 오래된 문헌군群인 베다 이후 발견된다. 양자는 확실히 혼동하기 쉬워 엄격히 구별해야 하지만, 고행의 전통이 요가의 형성에 중요한 역할을 한 것은 사실이다.

베다의 종교 중에서 제식과 함께 무시할 수 없는 역할을 담당했던 것으로 따빠스tapas와 소마soma가 있다. 인도 정신문화에는 엑스터시(황홀상태, 망아상태)의 경지에 도달하는 것을 중시하는 경향이 오래전부터 있었다. 그러한 상태의 실현에 도움이 되는 것이 따빠스이며 소마였다. 따빠스는 일반적으로 '고행'이나 고행에 의해 발생하는 '열', 혹은 '열의 힘'으로도 해석되어, 가장 오래된 『리그 베다』에 이미 그 용례가 있었다. 한편 소마는 액을 짜서 그것을 음용하면 몽환적 쾌락이나 명정상태를 일으킨다고 하는 음료이다. 마리화나(인도 대마)와 같은 대마계의 환각물질이나 특수한 버섯(광대버섯의 일종)을 가리킨다고 하나 확실하지는 않다. 따빠스의 실천이나 소마의 음용에 의해 인공적으로 만들어낸 황홀한 기분 중에서, 몰아의 경지에 들어가 신비적 영감을 얻었을 것이다. 따빠스 또는 고행과 약물이 관계가 있다는 사실은 앞서의 마가다나 브라흐마짜린에 관한 기술 중에서도 암시적으로 나타나고 있다.

베다 시대 이후, 따빠스는 인도적 고행형태의 중심개념으로 서사문학 등에서 빈번히 언급된다. 여기서 따빠스는 고행의 결과로서 실천자의 체내에 신비적 열의 힘으로서 보존·축적되는 것으로 생각되었다. 따빠스가 증가하면 수행자는 불가사의한 힘을 갖추고 많은 기적을 행할 수 있게 된다. 그러나 그러한 초능력의 행사는 세속적 바람의 성취에 도움을 주는 한편, 축적된 따빠스를 줄여 없애기 때문에 함부로 사용해서는 안 된다고 여겨졌다. 애욕에 빠져들어 때로는 성교까지 하게 되나, 결국 따빠스를 잃어버리게 된다고 믿어, 그와 관련된 신화도 다수 전해지고 있다.

『요가 수뜨라』에 제시된 아슈땅가요가(8부문으로 이루어진 요가)의 첫 부문인, 5항목으로 이루어진 금계 중에 '금욕(브라흐마짜리야)'이 있는데, 앞서 설명한 따빠스와 관련된 신앙이나 관념의 반영을 나타낸다고 볼 수 있다. 요가를 극에 이르도록 하면 많은 신비력(신통)이 획득된다고 『요가 수뜨라』에서 설명하고 있으나, 그 사용은 수행의 성취에 따라 오히려 방해되는 것, 유해한 것으로 여겨지고 있다.

고전 인도문학의 권위자인 하라 미노루原實는 해탈을 향한 행위로서 요가의 체계화를 맞이하여, 예부터 전해진 '고행'에 떠나지 않는 샤머니즘적 요소나 원시적 주술성 등을 극력 배제하여, 탈마술화·탈신화화 하는 것에 『요가 수뜨라』 작가의 의도가 있었다고 주장한다. 예를 들어 아슈땅가요가의 제2부문(권계) 중에 명백히 '따빠스'라는 개념이 등장하여 '고행'이라고 해석되고는 있지만, 거기에서는 '수행에 전념함'으로 재정의되어 주술적인 고행주의의 색채를 없앤 형태로 제시되고 있다.

'내적인 희생제의供犧'의 논리

마송 우르셀이 썼듯이, 베다의 가장 오래된 층에 해당하는 상히따 문헌에서 수행으로서의 요가는 분명히 나타나지 않는다. 이러한 문헌적 사실은 아리아 기원의 가능성을 완전히 배제하지는 않지만, 상식적인 생각에서 보면 요가의 연원을 직접적으로 아리아적 전통으로 소급하기 어렵다는 사실을 암시하고 있다. 그런데 요가는 나중에 우빠니샤드 성전군이 만들어지는 시대 무렵부터 산스끄리뜨어 문서의 표층에 서서히 나타나기 시작하여, 시대가 바뀌면서 점점 더 명료한 모습으로 나타나게 된다.

이렇게 요가는 인도의 사상과 종교를 꿰뚫는 세찬 흐름으로 성장 발전해 간다. 요가가 인도의 정통파로 자리 잡고, 이교적·이단적인 것에서 권위를 지닌 것으로 변천해 가는 단서를 여기에서 확인할 수 있다. 이것이 요가의 '권위화'며 '정통화'다. '아리아화' 또는 '브라만화'라고 불러도 좋다. 이러한 일대전환의 배후에는 어떠한 논리가 숨어 있는가? 단순히 외래의 아리아 문화가 인도 고유의 문화적 토양에서 유래된 요가를 흡수하여 자기 것으로 했다는 것만으로는 설명되지 않는다. 왜냐하면 마송 우르셀이 단적으로 지적한 것처럼, 베다와 요가는 어디까지나 대척적인 성격으로 채색되어 있어, 양자 사이에는 넘기 힘든 장벽이 있기 때문이다.

원래 토착 전통에서 출발했을 요가가 아리아화된 것은 '제사의 내부화'라는 개념이 핵심이다.

베다의 종교에 있어서 희생제의(야쟈yajña)는 필수불가결한 요소였다. 희생제의에는 집행을 담당하는 다수의 제관이나 대량의 공물로서 버터, 쌀, 우유, 희생동물 등이 필수였다. 의례는 브라흐마나 문헌(Brāhmaṇas 제식의 유래·의의·찬가·문장 등을 해석하는 문헌군)이 규정하는 자세한 규칙에 근거하여, 장시간 또는 몇 개월에 걸쳐 엄숙히 집행되어야 했다. 조금도 규정에 틀리지 않고 엄밀하며 정확히 완수했다면, 제주祭主는 기대되는 효험을 반드시 손에 넣을 수 있었다. 희생제의의 효과는 전능하며, 신까지도 위협하는 것이었다.

그러나 이윽고 막대한 비용과 시간이 드는 대규모의 물질적 희생제의를 정신적인 것으로 바꿀수 있다고 생각하는 사람이 나타났다. 그들은 희생제의를 하여 얻을 수 있는 것과 똑같은 효과를 명상이나 염상念想으로 획득할 수 있다고 생각했다. 그들은 희생제의의 구체적인 과정을 명상이라는 마음속 작업으로 바꾸는 것으로 기대한 목적이 이루어진다고 생각했다. 예를 들어 한 마리 말을 희생물로 바치는 대신에 새벽을 말의 머리, 태양을 그 눈, 바람을 그 생명, 하늘을 그 등으로 보고, 우주를 거대한 말로서 한마음으로 염상하는 것으로, 실제의 희생제의와 완전히 같은 결과를 얻을 수 있다고 생각했다. 따라서 신비적인 힘은 외적 행위뿐만 아니라 사고나 명상 가운데에도 동일하게 존재한다고 생각했다. 자기 내부의 사고—'내적인 희생제의'—와 외부에서의 물질적인 희생제의는 함께 자신의 이익에 합당한 세계의 변용을 실현한다고 간주되었다. 다시 말해 희생제의라는 즉물적인 행위 없이도, 정신의 조작으로 동일한 효과가 이루어질 수 있다는 발상에 이르게 된 것이다.

베다 제사에서 신들에게 소마주나 버터가 바쳐진다면, 그것은 일정한 생리적 기능에 의해 대용 가능하다. 그리하여 신에게 바쳐지는 술은 호흡에 의해 대행되고, 아그니호뜨라 제사(해가 뜨기 전과 해가 진 후 가장이 행해야 하는 불에 대한 봉헌의례)와 호흡의 제어가 같게 된다. 이처럼 조식법은 '내적인 아그니호뜨라'라고 불리게 된다.

브라흐마나 문헌에 이러한 논리가 깔려 있음을 지적한 책은 미르치아 엘리아데의 저서 『요가』지만, 같은 발상이 그가 유학했을 당시 스승이었던 S. N. 다스굽따(DasGupta)의 『힌두 신비주의*Hindu Mysticism*』에 이미 나타난다. 스승이 '대용명상'이라고 부르고, 제자가 '제사의 내부화'라고 부른 것이 개념적으로 통하고 있다. 정통파의 전통이 그것과는 원래 관계없는 요가 수련, 주술적 고행주의의 여러 형태, 엑스터시를 동반한 신비주의 실천 등을 소위 '아리아화'하여, 자기의 체제 내부에 받아들이도록 만든 것은 대용의 논리를 끌어다 쓴 '제사의 내부화'였던 것이다. 이렇게 하여 요가는 베다의 희생제의와 동등하게 브라만의 문화적 전통 속에서 살아남게 된다.

대용이라는 발상이 자기와 우주와의 관계로 향하는 것은 불가피하며 필연적이었다. 인체의 생리학적 기능과 우주적 생명과의 상동·동화라는 후기 요가에 특징적인 관념의 출현도 대용 논리의 연장으로 해석이 가능하다.

정통파에 의한 요가의 흡수

인도의 정통설은 베다의 권위가 최고이며 움직일 수 없다고 보지만, 불변이라 생각되는 베다도 해석학에 의해 부단히 해석되고 수정되어 왔다. 그것은 신화적·종교적·의례적 조작을 거쳐서, 비非정통적 숭배나 신비주의적 경향을 최종적으로 정통에 동화·흡수하여왔다.

엘리아데는 스승의 착안과 통찰을 이어받아, 앞서 말한 것처럼 정통파가 요가를 흡수하여 가는 경위·논리를 설명했다. 엘리아데는 요가가 아리아인의 유산이라는 가능성을 전면 부정하지 않았지만, 요가가 인도 선주민의 창조물이라는 것, 특히 아리아인 이전의 주민들의 산물이라는 것을 무언의 전제로서 논의하고 있었음은 분명하다. 요컨대 엘리아데는 이와 같은 토착적 전통으로 거슬러 올라가는 요가가 그것과는 다른 두 가지 전통에 관여하여 인도문화 가운데 보편적으로 타당하게 되었다고 말하고 싶은 것이다. 그 하나는『리그 베다』의 시대로 거슬러 올라가는 고행(과 엑스터시)의 전통이며, 또 하나는 브라흐마나의 심볼리즘, 특히 그가 말하는 '내적인 희생제의'를 정당화하는 사변이다. 이러한 세 가지 전통 —요가, 고행, 브라흐마나의 사고법—이 천년에 걸쳐 사상이나 문화 행위 속에서 하나로 통합되어 왔다. 이것이야말로 힌두화 현상, 다시 말해 힌두교 형성 메커니즘의 전형적 사례라고 한다. 베다, 특히 브라흐마나의 사변·사고방법을 거쳐 요가가 지양되고 환골탈태하여, 인도의 종교문화 내에서 널리 사용되는 '기술', '방법'으로서 다시 탄생한 것이다.

5장에서는 이와 같이 정통파 내에 확립되는 계기를 얻은 요가가 구체적인 형태로 정돈된 모습을 살펴보겠다.

제4장

붓다와 요가

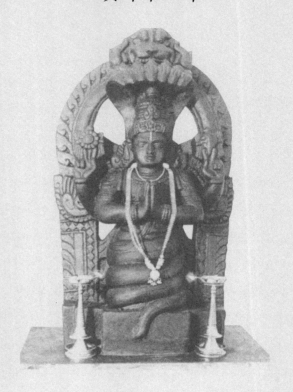

시행착오하는 싯다르따

요가라는 이름의 수행체계가 이루어진 것은 불교가 시작되기 100년~200년 전에 성립된 『까타 우빠니샤드』 등에서 찾을 수 있다고 사호다 쓰루지 박사는 추정하고 있다. 그러나 이 『까타 우빠니샤드』도 성립을 붓다 이후로 간주하는 연구자가 있기 때문에, 문헌 중에 요가가 실체적인 형태로 나타나는 것은 '불교가 시작된 전후'로 보는 것이 무난하다. 그런데 인도에서 역사적 실체를 지니고 처음으로 출현한 위대한 요가수행자라면 불교를 창시한 고따마 붓다와 자이나교를 연 지나Jina(바르다마나Vardhamāna, 마하비라 Mahāvīra, 니간타 낫따뿟따Nigantha Nāptaputta라고도 부름)라는 것에는 의문의 여지가 없다. 붓다와 지나는 거의 동시대인이다. 요가는 정통파 인도사상(우빠니샤드)과 비정통파의 사상(불교, 자이나교)에 걸쳐, 거의 같은 시기에 사상의 역사에 나타난다. 기원전 5~6세기 경에는 요가가 인도 종교 사이에 널리 퍼지고, 계속 침투한 모습을 볼 수 있다. 여기서 우선 고따마 붓다와 요가에 대해 살펴보자.

고따마 붓다(기원전 460~380년경, 또는 기원전 560~480년경. 이 책에서는 역사적으로 신빙성이 높다고 생각되는 전자를 선택)는 원래의 이름이 싯다르따라고 한다. 그는 오늘날 네팔 부근에 있는 까삘라바스뚜에서, 그 지역 일대를 다스리는 샤까(석가)족 왕자로 태어났다. 싯다르따가 깨달음을 구하여 비밀리에 왕궁을 빠져나와 수행을 위한 여행에 나선 것은 29세였다고 한다. 그는 왕궁에 부인과 한명의 아들(왕자)을 남기고 혼자서 떠났다.

불교경전을 보면, 싯다르따는 당시 유명했던 종교인이나 도사들을 방문해 가르침을 구하여 수행에 몰두했다. 그들 대부분은 철저한 고행에 의한 영혼의 해방을 주장하는 사람들이었다고 한다. 싯다르따는 유명한 두 명의 선인—알라라 깔라마(산스끄리뜨어로는 아라다 깔라빠)와 웃다까 라마뿟따(마찬가지로 루드라까 라마뿌뜨라)—의 제자로 들어가, 그 가르침에 따라 수행에 힘썼다. 전자의 곁에서 '무의 경지'(무소유처無所有處)를, 후자의 곁에서 '의식이 있는 것도 없는 것도 아닌 경지'(비상비비상처非想非非想處)를 수행하여 이루었다고 전해진다. 그러나 성공에는 이르지 못했다. 이러한 수행은 마음의 제어를 동반하는 일종의 요가적 명상이었다고 추측되나,

자세한 내용은 알 수 없다. 이를 선학禪學에서 '외도선外道禪'이라고도 부른다. 싯다르따는 이러한 수행으로는 진리에 도달할 수 없었다. 그는 그 이후 중인도 마가다국의 마을에서 다섯 명의 수행동료와 산속에 틀어박혀, 고행생활에 애쓴다. 먹지도 않고 어려운 고행에 힘쓰나, 신체는 소모되어 피로로 고달파지고, 의식도 몽롱해질 뿐이었다. 그는 깨달음에 가까이 가기는커녕, 오히려 깨달음으로부터 멀어져갔다.

이와 같이 싯다르따는 수행 초기단계에서 저차원의 명상 수행이나 고되고 엄한 수행荒行에 몰두했으나 열매를 맺지 못했다. 신체를 혹사하여 육체를 고통스럽게 하는 수행을 따르면서 동시에 명상에 힘쓰는, 고행과 명상의 양립·병행의 시도를 감행했으나 실패로 끝나고 만다. 이러한 괴로운 경험을 넘어서서 결국 그는 고행적 명상의 길을 버리게 된다.

붓다의 깨달음

수행의 숲을 떠나 나이란자나강尼連禪河에서 목욕을 하고, 마을 소녀 수자따가 바치는 우유죽을 먹어 체력과 기력을 회복한 싯다르따는 붓다가야(현 비하르주州 보드가야) 땅으로 가서, 안정된 기분으로 되돌아가 아슈밧다나무(소위 보리수) 아래에서 편히 앉아,

마음을 통일하여 깊이 명상을 했다. 그는 이렇게 앉은 지 일주일 후 깨달음을 얻었다. 이를 성불득도成佛得道(줄여서 성불)라고 한다. 깨달은 사람(붓다)이 된 것이다. 35세였다고 한다. 다시 말해 고행이 무익하다는 것을 깨닫고, 그것을 초극하여 새로운 차원으로 자기를 높이는 데 6년(일설에는 7년)의 세월이 필요했다고 볼 수 있다. '붓다佛陀'란 불교 시작 전후의 시기, 갠지스강 중류지역에 나타난 종교인·자유사상가들 사이에 '깨달은 사람'이라는 의미로 사용되고 있던 일반명사이다. 그 호칭과 개념을 채용했지만, 불교가 곧 유력해지면서 마치 불교 고유의 용어처럼 되었다.

붓다가 된 그는 곧 바라나시(베나레스) 근교 사르나트에 있는 녹야원鹿野苑으로 가서, 예전에 고행을 같이한 동료 5명을 방문하여, 스스로 깨달음을 얻은 진리를 모두에게 설하여 함께 나누었다. 붓다에 의한 최초의 설법을 초전법륜(初轉法輪=이법의 차바퀴를 처음으로 굴리는 것)이라고 부른다. 권위적인 가르침에 의하지 않고 스승에서 제자로의 비밀스런 가르침도 아니었다는 사실에 주목해야 한다.

붓다는 그들에게 불고불락不苦不樂의 중도中道와 사제팔정도四諦八正道를 설했다. 붓다의 첫 설법은 다음과 같은 말씀으로 시작하고 있다.

비구들이여, 출가자는 두 가지 극단을 가까이 해서는 안 된다. 두

가지란 무엇인가?

하나는, 각종의 욕망을 위한 즐거움에 빠지는 것이다. 그것은 비열하고, 비천하며, 평범한 사람들의 행동이며, 고상하지 않고, 쓸모없는 것이다. 다른 하나는, 스스로 고행을 하는 것이다. 그것은 고통이며, 고상하지 않고, 쓸모없는 것이다. 비구들이여, 여래는 이 양극단을 버리고 중도를 깨달은 것이다. 그것은 안목을 만들어 지혜를 만들고, 적정·신통·깨달음·열반에 도움이 된다.

여기서 수행을 함에 있어 고행은 괴로울 뿐이며 이익이 없는 것으로 여겨진다는 사실을 알 수 있다. 이 인용문을 음미하며 읽어 보면, 고행과 마음의 평안이 대립하고 있음을 알 수 있다.

붓다가 발견한 사제四諦(사성제四聖諦라고도 함)란 네 가지 진리라는 의미이다. 그것은 다음과 같다.

1. 고제苦諦 – 인생은 괴로움이라는 진리
2. 집제集諦 – 괴로움의 원인은 애착·갈애에 있다는 진리
3. 멸제滅諦 – 괴로움의 원인은 멸해버려야 한다는 진리
4. 도제道諦 – 괴로움을 멸하도록 이끄는 길에 대한 진리

제4의 도제의 내용이 팔정도八正道이다. 다시 말해 정견正見(바른 견해), 정사正思(바른 사유), 정어正語(바른 말), 정업正業(바른 행

위), 정명正命(바른 생활), 정정진正精進(바른 노력), 정념正念(바른 사념), 정정正定(바른 명상)이 그것이다. 붓다는 이러한 여덟 가지 길을 깨달음으로 이끄는 중도라고 한다. 팔정도 중에서 '정정正定'에 주목해야 한다. '定'이란 원어로 '사마디samādhi'이다. 따라서 '정정正定'이란 '올바른 삼매'이다. 고행을 부정하여 이른 진리 중에 '올바른 삼매'가 있는 것이다. 붓다에게 고행과 삼매(=명상에 의한 정신통일)란 별개였다는 사실을 알 수 있다.

불교에서는 이러한 여덟 단계의 규범을 다한 곳에 깨달음의 지혜가 생긴다고 한다. 인도학자 얀 곤다는 '정정正定'을 조직적 단련에 의해 도달하는 법열의 경지라고 규정하여, 깨달음으로 연결되는 불교의 본질적 부분이라고 파악하고 있다.

고행과 요가의 차이

붓다의 교설은 '중도中道'라고도 부른다. 중도의 가르침은 종종 현악기를 사용한 비유로 설명된다. 현은 지나치게 강하게 당기면 좋은 소리가 나오지 않는다. 반대로 지나치게 느슨해도 소리가 나지 않는다. 적당히 팽팽한 상태에서 절묘한 음색이 나오는 것이다. 이 비유는 싯다르따가 깨달음에 이른 과정 가운데 여실히 반영되고 있다. 극단의 고행도, 도에 넘는 방종도, 몸을 망칠 뿐 진리의 발견이나 윤회의 극복에는 도움이 되지 않는다. 슬픈 감정이나 쓸모 없는 긴장을 놓고, 편안한 기분으로 앉아 깊이 명상하는 것만으로 깨달음에 이르는 길이 열릴 수 있다.

그러면 고행과 요가는 어떻게 다를까?

고행이란 앞서 말했듯이, 스스로 육체를 아프게 하여 그 힘을 극한까지 약하게 함으로써, 육체에 대한 정신의 상대적 우위를 확립하려는 방법이다. 정신과 육체를 최대한 분리하여, 육체로부터 정신의 자유·자립을 확보하려 한다. 그러나 결과적으로 생명 유지에 위기를 일으키는 상황까지 각오해야 한다. 기진맥진한 채 끝나버릴 가능성도 있다. 싯다르따는 직접 체험을 통하여 이러한 자학적인 고행을 통한 길의 무익함을 자각했다.

반면에 요가는 육체를 궁극까지 이완시키는 방법이다. 우리는 평소 허리가 아프거나 어깨가 굳었거나 머리가 무겁게 느껴지거나 신체의 어딘가에 당겨짐이나 통증이 있는 것만으로도, 그것에 사로잡혀 마음의 집중이 약해져 이완하지 못하게 된다. 요가는 정신이 육체와 결합되어 생기는 고통을 느끼지 않을 정도까지 몸을 풀어줘, 신체에 의한 속박으로부터 정신을 해방한다. 이러한 과정을 거쳐, 육체로부터 정신의 독립을 획득하려고 한다. 실제로 요가를 한 이후에 이루 말할 수 없을 만큼 기분이 좋아지거나 행복감에 잠기는 것도 이와 관계가 있다. 이는 육체적·신체적 요가(하타요가)로만 국한되지 않는다. 명상적 요가(라자요가)에도 유효하다. 붓다가 되기 전 싯다르따가 고행으로 쇠약해진 몸을 죽으로 다스린 후에, 보리수 아래에서 편히 앉아 깊이 명상하여 깨달음에 이른 것에서 알 수 있듯이, 초기 불교의 요가에 있어서도 들어맞는다. 단지 이 경우의 '궁극의 이완'은 단기간에 실현되지 않는다. 단순히 어깨의 힘을 빼면 되는 것이 아니라 전문적 훈련과 끊임없는 노력이 있어야 처음으로 가능해진다.

궁극적으로 고행과 요가는 목적 — 육체로부터의 정신 해방— 은 같지만, 그것에 이르는 발상과 방법이 모두 대조적이다. 간결하게 도식화하면 다음과 같다.

〈표 4〉 고행과 요가의 발상과 방법의 차이

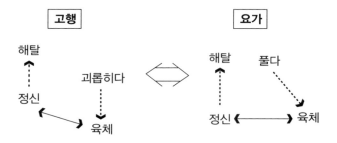

불교학자 타니자와 준조谷澤淳三는 요가와 그 이전의 문헌에서 나타나는 따빠스(고대 고행의 한 형태)는 전자가 내적 수단, 후자가 외적 수단이라고 생각되기에, 양쪽은 차이가 있다고 말한다. 따빠스와 요가를 완전히 같다고는 할 수 없는데, 고행과 요가의 차이를

생각하면 참고가 되는 견해이다. 고행은 어디까지나 외적인 수단으로, 철저하게 내면을 파고 들어가는 요가와는 본질을 달리하는 방법이라고 말해야 타당하다.

그런데 불교는 인도 종교사상사에 있어 나스띠까(nāstika 베다성전이나 브라만 계급의 권위성을 부인하는 체계)로 분류된다. 기존의 사회 체계에 거역하는, 말하자면 비정통파이며 이단파이다. 물론 이러한 각인은 브라만 중심주의 가치관이나 카스트적 신분질서를 시인하는 측에서의 일방적인 강요이며 불교가 꺼려하지는 않는다. 그러나 이러한 라벨은 단적으로 말해 불교가 카스트부정·반反브라만적인 입장에 입각하고 있다는 사실을 증명하고 있다. 불교가 아리아 세계의 지배적 가치체계를 부인하는 것으로부터 발생하고 있다는 사실은 눈여겨 볼 필요가 있다.

붓다와 요가

붓다를 요가수행자라고 보는 견해에 반대 의견이 없지는 않다. 인도학자 이와모토 유타카岩本裕는 붓다는 고행도 요가도 버리고 깨달음을 얻었다고 한다. 큰 깨달음에 이른 붓다 자신의 마음속이나 방법론을 객관적으로 더듬어가는 것은 이제는 불가능하다. 그러나 적어도 자력으로 명상을 깊이 하여 깨달음을 얻은 과정을 돌아볼 때, 거기에 나중에 체계화되는 요가와 동질의 과정이 작용하고 있었음은 부인할 수 없다.

『요가백과』를 저술한 호이에르슈타인은 붓다에게 틀림없는 요가수행자의 지위를 부여한다. 기존 성전이나 타인의 가르침을 맹목적으로 따르지 않고 끝까지 자기 판단과 노력으로 궁극의 경지에 이른 것은 확실히 요가의 본질과 통하기 때문이다. 불교가 베다의 권위나 브라만교의 체계를 부정한 것은 붓다의 깨달음의 과정에서 당연하다고 말할 수 있다. 호이에르슈타인에 의하면 붓다의 요가는, 나중에 해설하는 8부문으로 이루어진 요가 내에 좌법(아사나), 제감(쁘라띠야하라)에서 정려(디야나)까지를 포함하여, '깨달음'이라는 목표를 정하고 수행했던 것으로, 형이상학적이라기보다 실천적·합목적적인 성격을 지닌 요가였다. 앞서 말한 얀 곤다도 붓다가 형이상학적 물음이나 알 수 없는 난문을 멀리했던 태도에서 사변에 의지하지 않고 자력과 극기에 의해 높은 곳에 이르려 하는 요긴의 참모습을 볼 수 있다고 했다.

앞서 호사카 슌지는 저서 『불교와 요가』(110쪽)에서 붓다가 요가적 명상에 의해 깨달음을 실현한 것은, 당시 정신세계에 하나의 강력한 메시지를 보낸 것이었다고 쓰고 있다. 호사카 슌지의 표현을 그대로 빌리면 '요가는 만인에게 개방된 진정한 깨달음의 길, 해탈의 길이 되었다'고 한다. 고행을 주된 수단으로 하여 주술적 힘의 획득을 노리거나 자기 내부에 매몰하는 것만으로 됐다고 하는,

일부 종교인이 독점하고 있던 요가의 수행형태가 붓다에 의해 누구라도 접근할 수 있는 해탈로의 방법으로서 다시 구축되고 제시될 수 있었다. 깨달음을 얻은 싯다르따가 이전의 수행 동료들을 방문해 진리를 널리 공유한 것도 본래의 불교가 지닌 개방적인 성격을 단적으로 보여주고 있다.

붓다의 교화 자세는 그 시기를 전후하여 성립된 우빠니샤드 철학의 자세와 극히 대조적이다. 우빠니샤드의 전통에서 그 어원이라고도 여겨지는 '가까이 앉다'라는 의미(다른 견해가 있음)가 암시하는 것처럼, 가르치는 대상은 장남과 직제자 등 극히 한정된 일부 사람들이다. 가르침은 어디까지나 '숨겨진 뜻'으로서 전수되었다. 게다가 재생족(상위 3 바르나)밖에 가르침을 받을 수가 없었다. 그에 비하여 붓다는 원칙으로 누구에게라도 가르침을 설했다. 그중에는 제자와 신자 외에도 신분이 낮은 사람이나 이교도마저도 포함되어 있다.

'무니'가 의미하는 것

붓다는 출신부족이었던 샤까족의 이름을 붙여 석가모니釋迦牟尼라고도 불린다. 석가모니를 '샤까족 출신의 성자'라고 해석하고 있는 책을 자주 접하는데, '무니'의 함의가 파악되지 않아 반드시 정확한 해석이라고 말할 수는 없다.

'무니'란 단순히 성자나 행자가 아니다. 그렇다면 과연 어떤 존재인가? '무니'에 대한 일반명사인 '마우나'라는 단어는 '침묵'을 의미한다(일정 기간 말을 하지 않는 수행도 마우나라고 부른다). 말하지 않고 침묵·묵상의 수행에 힘쓰는 수행자가 '무니'의 뜻이다.

『요가백과』의 저자인 호이에르슈타인은 베다 시대에 정통파 브라만교의 범위 밖에 있으며 종교적 절정의 경지에 이른 자를 '무니'라고 불렀다고 해석하고 있다(영어의 '마니아' 등도 동일한 어근이라 한다). 이러한 용례는 『리그 베다』로 거슬러 올라간다. 곧 불이일원론不二一元論 철학의 대성자인 상까라Śaṅkara의 시대(8세기)가 되면, 정신세계의 정점을 이룬 사람이라는 함의가 확립되지만, 그 이전에는 비정통파적 어감을 지니며 사용되고 있었다고 추정된다.

여담이지만, 남인도에서는 '무니'라는 말에서 유래된 지방신도 있다. 따밀어에서는 무니얏, 무니스바란, 무니얏디 등의 이름으로 불린다. 강한 힘을 지닌 토착신으로, 마을사람들에게 경외의 대상이다. 악귀나 외적의 습격으로부터 마을을 지키는 신으로서, 오싹한 형상을 한 모습으로 마을 등에서 모셔지고 있다. 무언의 수행에는 흔하지 않은 힘이 머무른다고 믿는 것이다.

다음은 요가와 침묵의 깊은 연관을 보여주는 옛이야기이다.

옛날 한 학생이 인생의 의미를 아는 신을 직접 만나기 위해 위대한 요가수행자의 곁을 방문했습니다. 그러나 수행자는 질문에 답을 하지 않았습니다. 거기에 앉아 있을 뿐이었습니다. 학생은 인생의 목적을 어떻게 찾으며, 어떻게 이루어야 좋은지 다시 물었습니다. 그래도 수행자는 앉아있기만 했습니다. 학생은 가슴이 뜨거워져 세 번째 질문을 했습니다. 그러나 수행자는 변함없이 말없이 앉아 있을 뿐이었습니다. 결국 학생은 실망하여 화가 난 어조로 '왜 대답해 주지 않습니까?'라고 입 밖에 내어 말했습니다.

요가수행자는 미소 지으며 입을 열었습니다. '나는 당신에게 대답하고 있으나, 당신은 듣지 않았습니다. 당신이 찾는 대답은 침묵 속 말고는 찾을 수 없습니다.'

이 이야기는 이 책의 마지막 장인 '마치면서'에 소개하는 인도인 가톨릭 사제 마니랄 크리스 신부(크리스천 요가실천가)가 쓴 내용을 인용한 것이다. 이 이야기의 출전은 알 수 없으나, 요가와 침묵의 본질적 관계, 침묵을 지키는 것과 요가수행의 밀접한 관계를 암시하는 의미 깊은 일화이다.

자이나교와 요가

다음으로는 자이나교에 대해 생각해보자. 자이나교는 지나(기원전 444년~372년경)에 의해 세워진 종교이다. 자이나교는 브라만교의 비밀주의·비교주의와 달리 기본적으로 만인에게 열려있는 가르침이며, 그 점에서 불교와 매우 성격이 유사하다.

자이나교의 교설은 7가지 항목으로 요약된다. 그것은 영혼, 비영혼, 누입漏入, 속박, 제어, 지멸, 해탈이다. 이들을 올바로 알면 해탈이 가능하다고 한다. 그 과정은 이렇다. 우리는 어떠한 행위(業)를 함으로써 영혼에 미세한 업물질을 쌓아 버린다. 이를 누입이라 한다. 그렇게 되면 영혼이 속박된다. 그렇기에 과거부터의 행위를 지멸하기 위해서 고행을 해서 영혼을 정화해야 한다. 그 결과 영혼은 본래의 청정한 상태를 회복하고, 본성을 현현하여 해탈할 수 있다. 이것이 제어이다.

자이나교가 말하는 '고행'이란 육체를 단순히 괴롭히는 것이 아니라 도덕적 가치에 무게를 두고 참으면서 힘써 노력하는 것이라는 뉘앙스를 지닌다. 구체적으로 고행은 단식, 독거, 속죄와 참회, 명상, 학습 등을 가리키며, 문자 그대로 몸을 괴롭히는 엄한 수행을 의미하지 않는다. 자이나교의 고행에는 철저한 정신집중, 선정(디야나)이 포함된다. 행위를 제어하고 마음을 집중하여, 깊은 명상에 의해 사마디(삼매)에 들어가고, 나아가 궁극을 다하여 적정寂靜의 경지에 이른다. 마하비라 자신도 수행을 시작한지 13년째가 되어 청정한 선정에서 깨달음에 이르렀다고 한다.

그 후에도 자이나교에서는 요가가 수행 수단으로 중시되어, 특히 8세기 중엽의 대학자 하리바드라Haribhadra는 빠딴잘리의 영향을 이어받아『요가빈두Yogabindu(요가의 방울)』,『요가 드리슈띠 사뭇짜야Yoga Dṛṣṭi Samuccaya(요가의 견해집성)』등의 책을 저술했다. 헤마짠드라Hemacandra(11~12세기)가 쓴『요가 샤스뜨라Yoga Śāstra(요가의 가르침)』도 있다.

원시 자이나교는 베다 성전이나 브라만 계급의 권위를 부정하는 등, 동시기에 설립된 원시불교와 유사한 점이 많다. 자이나교도 나스띠까(비정통파)로 분류된다. 붓다의 전기와 지나의 전기는 무척이나 비슷하다. 지나도 역시 오랜 기간(12년간)의 고행 후에, 나무(사라수) 밑에서 명상을 하여 깨달음을 얻었다. 교조 형상의 표현을 보면 양쪽 모두 좌상(결가부좌)의 형태, 다시 말해 좌선과 같은 요가적 명상에 잠겨있는 형태로 묘사되는 경우가 많다. 5계를 시작으로 교설에 대해서도 양쪽은 뚜렷하게 유사점을 지닌다. 유럽에서 인도학이 설립된 당시, 자이나교가 불교의 한 분파로 오인된 것도 납득된다. 또한 아직 증명되지는 않았지만 불교의 개조(붓다)도 자이나교의 개조(지나)도 비非아리아적 민족 집단, 특히 몽골계의 혈통을 이어받았다는 설이 제기되고 있다.

요가사상과 실천이 붓다나 지나의 출현을 전후하여 사상의 역사 위에 표면화된 이유는 무엇일까? 더욱이 불교와 자이나교는 비정통파이다. 이것은 단순히 우연인가? 이러한 사정의 배경에는 아리아인의 확대와 선주민과의 혼혈이라는 사실이 있다. 외부인들과 선주민이 뒤섞이면서 인도민족이 형성되었다. 인도문화와 사상의 성립과 발전에 대해서도 경위는 마찬가지이다. 윤회적 생존에서 초극으로의 희구, '유有', '범梵', '무無', '공空' 등 유일의 원리를 모색하는 움직임, 그리고 요가적 요소의 표면화는 동일한 커다란 역사의 흐름에 있었다고 해도 과언이 아니다.

제5장

『요가 수뜨라』와 고전요가(라자요가)

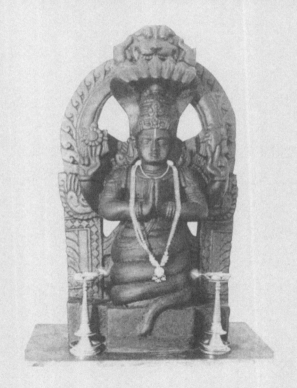

학파의 성립과 요가의 체계화

오랜 선사를 지닌 요가는 역사시대에 들어와서도 베다나 우빠니샤드, 초기 불교나 초기 자이나교의 요가, 나아가 서사시 문헌에 기술된 요가(신화요가) 시대 등을 지나, 『요가 수뜨라』와 그것에 기초를 둔 요가학파의 성립으로 처음으로 체계화된다. 『요가 수뜨라』로 대표되는, 또는 그것에 기초한 요가를 '고전요가'라고도 부른다. 라자요가라 부르는 것에 가깝지만 라자요가는 후세에 이름붙인 것이다.

이번 장에서는 고전요가의 형성과 요가의 내용에 대하여 검토해보자.

요가는 정통 브라만 계통의 고전철학의 하나인 요가학파(또는 요가파) 사이에서 확립되어 체계화되었다. 그 시기를 정확하게 파악하기는 불가능하지만, 굽따왕조가 마우리야왕조 이래 통일국가로서 북부 인도를 본거로 패권을 외치고 있던 시대, 다시 말해 기원후 4~6세기라 보고 있다. 당시 베다적 이념을 토대로 집권적 국가체계가 이루어지고, 사회질서를 유지하기 위해 브라만교 문화가 부흥 장려되었다. 그 결과 문학이나 예술을 시작으로 여러 분야에 걸쳐 인도 고전문화가 꽃피었다. 다양한 고전철학도 굽따왕조의 시대에 체계화되었다. 요가학파의 성립은 그 이전에 쇠퇴를 보이던 브라만교의 부흥의 흐름 가운데 있었음을 알 수 있다.

인도의 고전철학 체계는 '다르샤나Darśana'(본래 '보는 방법', '견해'를 의미)라고 불리며, 대표적·정통적인 6가지로 분류되기에 '6개의 다르샤나'라고 총칭되어, 일본의 학계에서는 6파 철학이라는 이름으로 통용되었다. 이렇게 체계화된 고전요가철학은 '요가 다르샤나'라고도 불린다.

그러나 요가가 브라만교 문화의 부흥이라고 단순하게 결론을 내릴 수는 없다. 앞 장에서 설명한 것처럼, 요가의 실천이 본래의 베다나 브라만 문화 가운데 주류가 되었다고는 생각하기 어렵기 때문이다. 나중에 언급하겠지만, 여러 요소와 오랜 선사를 동반한 요가의 사상과 실천이 정통 브라만교 사상이 이루어지는 시기와 궤를 같이하여 정비·체계화되었고, 브라만의 가치세계 중에서 시민권을 얻었다고 말하는 편이 맞다. 요컨대 요가의 실천과 이론 체계가 하나의 학파·교파로서 정통파 가운데 자리매김하게 된 것은 굽따왕조 시기이다.

『요가 수뜨라』

요가의 체계화에는 기본 교전인 『요가 수뜨라』의 성립이 결정적인 역할을 했다. 『요가 수뜨라』는 전체 4장, 195개의 짧은 시로 구성되어 있다. 『수뜨라』는 교전 전체이기도 하며, 그것을 구성하는 각각의 운문을 의미한다. 기원전으로도 거슬러 올라가는 부분이 있지만, 하나의 통합된 성전으로서는 아마 기원후 4~5세기경에 현재와 같은 형태로 이루어졌을 것이다. 문헌학적 증거로는 성립 시기를 3세기 이전으로 소급하기 어렵다. 당시까지 통일적인 사고나 방법론 없이, 말하자면 제각각의 형태로 시도되어온 요가가 『요가 수뜨라』나 그에 대한 브야사Vyāsa의 주석인 『요가 바샤Yoga Bhāsya』 (5~6세기) 등의 성립을 거쳐 체계화되어, 6세기경까지 독립된 학파를 형성하게 된 것이다.

그런데 『요가 수뜨라』가 한문으로 번역되어 『유가론瑜伽論』이 되었다고 설명하는 일본인이 쓴 요가 입문서를 본 적이 있으나, 이는 중대한 오해이다. 『유가론』――정확하게는 『유가사지론瑜伽師地論』, 원어로는 『요가짜라부미Yogācārabhūmi』――은 인도의 아상가

134 요가의 역사

(Asaṅga無著, 4~5세기)가 저술한 대승불교의 유가행 유식파瑜伽行唯識派의 논서로 『요가 수뜨라』와는 완전히 다르다. 단지 『유가론』과 관련해서 말하면, 『요가 수뜨라』의 성립과 거의 시기가 같아서, 불교 측에서도 일체의 존재를 인식의 결과라고 생각하는 학파가 흥한 것은 주목할 만한 가치가 있다. 이 역시 마음에 나타나는 이미지를 마음의 소산이라고 깨닫는 깊은 요가적 명상의 끝에 도달한 이론이라 생각되기 때문이다.

빠딴잘리는 누구인가?

빠딴잘리Patañjali라는 인물이 『요가 수뜨라』의 저자로 받아들여져 『요가 수뜨라』를 『빠딴잘라 수뜨라』라고도 한다. 또한 『요가 수뜨라』에 기초한 가르침을 '빠딴잘라 다르샤나', 실천의 체계를 '빠딴잘라 요가'라고 부르는 일도 있다. '빠딴잘라'는 '빠딴잘리'의 형용사인데, '빠딴잘라'는 그대로 '빠딴잘리의 가르침'을 의미하는 명사가 될 수 있다. 나아가 요가파를 단순히 '빠딴잘라'라고 부르는 일도 있다.

그런데 문제의 빠딴잘리에 대해 자세한 내용이 거의 알려져 있지 않다. 실재한 인물인지 아닌지도 분명치 않다. 빠딴잘리라는 이름의 인물들은 역사상 여러 명 있었다. 예를 들어 빠니니Pāṇini의 책 『아슈따드야이*Aṣṭādhyāyī*』(인도 고전문법서, 기원전 5~4세기)의 대부분의 주석서를 저술한 사람도 빠딴잘리이다. 이 빠딴잘리는 기원전 150년경의 사람인 듯하다. 상식적으로 보아도 수백 년 후에 성립된 『요가 수뜨라』의 저자와는 다른 사람이지만, 두 사람을 굳이 동일시하여 『요가 수뜨라』의 성립을 멀리 기원전 2세기로 보는 학자도 있다. 무엇보다 작품 내용 등으로 보아 생각하기 어려운 일이다. 단지 『요가 수뜨라』의 가장 오래된 부분에 대해 문법가인 빠딴잘리가 어떠한 형태로 관여했을 수는 있다.

실제로는 『요가 수뜨라』는 빠딴잘리라는 작가 한 사람보다는, 많은 사람들이 편찬에 관여했거나 여러 재료를 모아 조합해서 만들었다는 설이 유력하다. 수뜨라 본문 중에 서로 모순되는 관념이 보이기도 숨겨져 있기도 하며, 오래된 요소와 새로운 요소가 혼재하는 등, 단일한 인물이 통일적인 관점에서 저술했다고는 도저히 생각하기 어렵기 때문이다. 『요가 수뜨라』와 마찬가지로 인도의 많은 교전이나 고전에 대해서도 동일하게 말할 수 있다.

또한 다음과 같이 생각할 수도 있다. 가령 한 사람(빠딴잘리?)이 관여해 『요가 수뜨라』가 나왔다 해도, 그 사람이 일정한 구상을 바탕으로 '써내려 간 것'이 아니라, 당시 존재하고 있던 요가 관련 문헌군에서 어떠한 기준과 방침에 따라 취사선택하면서 '편집'하여, 필요에 따라 가필수정을 더했다는 것이다. 앞서 언급했듯이, "수뜨라" 속에 엄밀한 의미로 수미일관성이 결여된 기술이 드문드문 보이기 때문이다.

빠딴잘리를 요가의 '조상'으로 보는 설도 있다. 그것은 그의 이름에 대한 통속어원설(민간어원설)에도 나타나고 있다. 어떤 전승에 따르면, 빠딴잘리는 아난다('끝이 없는 사람', '무한한 사람'이라는 뜻)라는 이름의 천상의 용왕이 화신한 모습이라고 한다. 요가를 세계에 가져오려고 천상에서 지상에 강하(빠뜨)하여, 어떤 부인의 손바닥(안잘리)에 떨어져 거두어졌다. 그렇기에 '빠딴잘리'라는 것이다. 너스레와 같은 설명이다. 단지 주의할 점은 가령 '빠딴잘리'라는 이름의 인물이 『요가 수뜨라』를 저술했다고 해도 그가 요가의 발안자·창시자는 아니라는 사실이다. 그는 그때까지 오랜 세월에 걸쳐 수행되고 발달해온 요가의 실천도를 이론적으로 정비해, 교전(수뜨라)의 형태로 정리했다고 보아야 합당하다. 영원의 신 쉬바를 요가의 시조로 보는 전승마저 있을 정도이다. 또한 빠딴잘리를 고전 의학서 『짜라까 상히따Charaka Saṃhitā』(2세기경?)의 저자 짜라까와 동일시하는 전승도 있다.

『요가 수뜨라』에는 예부터 많은 주석이 추가되었다. 현존하는 가장 오래된 주석서로는 브야사의 『요가 바샤』가 있으며, 혼다 메구무本多惠 박사가 쓴 일본어 역서와 연구도 있다. 『요가 바샤』의 작가 브야사는 대서사시 『마하바라따』의 편자 브야사와 다른 인물일 것이다.

아난다 용의 이야기

이와 관련해 힌두교의 최고신 비슈누는 일단 우주를 소멸한 후에, 다음 세계 창조까지 잠깐 동안 바다에 가로누워 잔다고 하는데, 그 사이 그의 침대가 되는 것도 아난다라는 용이다. 아난다는 뱀들의 주신이며 천 개의 머리가 있다. 그때 비슈누신의 잠은 '요가니드라', 다시 말해 '요가의 잠'이라고 불린다(선불교에서 하는 좌면—좌선한 상태에서 잠드는 것 — 과는 완전히 다르다). 이것은 후기의 요가체계에서 의식의 궁극적 상태를 가리키는 용어가 된다. 대지를 지탱하는 큰 뱀의 이름도 아난다라고 한다(『하타요가 쁘라디삐까 *Haṭha Yoga Pradīpikā*』 3·1).

나중에 나오는 꾼달리니 요가에서 쁘라나prāṇa(우주의 근본적인 생명에너지)가 뱀의 모습을 하고 인체의 회음부 주변에서 세바퀴반 몸을 서린 모습으로 잠자고 있다고 여겨지며, 회화에서도 뱀의 모습으로 그려진다. 조각상의 표현 등에서 등 뒤에서 덮는 듯이 명상하는 고따마 붓다를 보호하는 머리가 여럿인 용도 마찬가지로 아난다라고 한다. 이처럼 아난다는 신화의 차원에서 요가나 명상과 깊은 연관이 있다. 아난다(아난다데바라고도 함)라는 인물이 저술한 요가서적도 있다.

또한 '용'이라는 단어를 사용했지만 서양의 드래곤이나 중화문명권의 용과는 다르다. 여기서 말하는 '용'은 코브라로, 산스끄리뜨어로는 '나가'라고 불린다. 요가를 하는 쉬바신에게도 코브라가 휘감겨 있다. 코브라는 신격화되어 서민이 기원하는 대상이 되고 있다. 예부터 강우의 신으로도 숭배되고 있다. 뱀이 몸을 휘감든가 신체를 구불구불 마음대로 구부리는 모습에서, 요가와는 친분이 깊은 존재가 되었다는 설도 있다. 아난다도 말하자면 요가수행자이다.

아슈땅가요가 (8부문으로 이루어진 요가)

『요가 수뜨라』가 195개의 시구로 이루어진 것은 이미 언급했지만, 내용을 중심으로 구분하면 전체 4장, 52절로 구성되어 있다.

제1장 삼매三昧의 장 – 사마디 빠다Sāmadhi Pāda (1·1~51)
제2장 수단手段의 장 – 사다나 빠다Sādhana Pāda (2·1~55)
제3장 신력神力의 장 – 비부띠 빠다Vibhūti Pāda (3·1~55)
제4장 독존獨存의 장 – 까이발랴 빠다Kaivalya Pāda (4·1~34)

『요가 수뜨라』에서 설명하는 요가는 '아슈땅가요가aṣṭāṅga yoga'(구분해서 쓰면 아슈따–앙가–요가)라는 명칭으로도 알려진다. 산스끄리뜨어로 '아슈따'는 숫자 8, '앙가'는 지분·부문·항목이라는 의미이다. 따라서 '아슈땅가요가'는 '8부문으로 이루어진 요가'라는 의미로 해석된다. 전에는 '8지요가'라고 번역되었다. '앙가'의 어원적 의미를 이어받아 이 책에서는 '부문'이라는 이름을 사용하지만, 실제로는 '단계'나 '계단'으로 생각하면 이해하기 쉽다. 또한 인도 마이소르의 빳따비 조이스(Pattabhi Jois 1915~2009) 스승이 지도하는 요가가 '아슈땅가요가'라고 불리기도 하나, 그것과 고전 요가의 아슈땅가요가는 완전히 같지는 않다.

흔히 고전요가라고 불리는 것도 이 체계와 동일하다. 요가 실천을 8개의 위상으로 나누어 설명하는 『요가 수뜨라』에 기초하는 것이다. 역사상 요가를 몇 개의 단계(부문)로 나누어 생각하는가는 반드시 정설이 있지 않다. 입장이나 문헌에 의해 3부문설, 6부문설, 15부문설 등, 여러 숫자로 알려져 있다. 요가파의 기본 경전인 『요가 수뜨라』에 채용된 8부문설이 무엇보다 대표적이며 권위적으로 되었을 뿐이다. 『요가 수뜨라』(2·29)는 다음과 같이 설명한다.

(요가의) 8부문이란 금계, 권계, 좌법, 조식, 제감, 응념, 정려, 삼매 이다.

『요가 수뜨라』 중의 해당 구절을 기본으로, 이들 '여덟 가지'를 정리하면 아래와 같다. 문헌을 보면 이러한 8부문이 적혀있는 구절은 『요가 수뜨라』에서 가장 오래 전에 성립된 부분에 속한다고 한다.

'8부문으로 이루어진 요가'는 『요가 수뜨라』의 근간을 이루는 것이라고 보아도 무방하다.

1. 금계禁戒(야마Yamas) (2·30~31)

2. 권계勸戒(니야마Niyama) (2·32)

3. 좌법坐法(아사나Āsana) (2·46~48)

4. 조식調息(쁘라나야마Prānāyāma) (2·49~52)

5. 제감制感(쁘라띠야하라Pratyāhāra) (2·54~55)

6. 응념凝念(다라나Dhāranā) (3·1)

7. 정려靜慮(디야나Dhyāna) (3·2)

8. 삼매三昧(사마디Samādhi) (3·3)

1에서 5까지는 외적부문(바히르앙가bahiraṅga), 6에서 8까지는 내적부문(안따르앙가antaraṅga)이라 부른다. 8부문은 이념적으로 크게 두 가지 범주로 구별된다. 외적부문은 요가의 심리적·생리적 수순이며, 내적부문은 그를 근거로 요가의 최종단계에 이르는 과정이다. 요가수행 그 자체와 관련된 것은 3 이하로, 요가가 심화하는 모습을 차례대로 나타내고 있다. 표로 정리하면 다음과 같다.

〈표 5〉 8부문으로 이루어진 요가(8지요가)

외적부문 (바히르앙가)	1. 금계禁戒(야마)	
	2. 권계勸戒(니야마)	
	3. 좌법坐法(아사나)	
	4. 조식調息(쁘라나야마)	
	5. 제감制感(쁘라띠야하라)	
내적부문 (안따르앙가)	6. 응념凝念(다라나)	
	7. 정려靜慮(디야나)	
	8. 삼매三昧(사마디)	요가의 심화

차례대로 심화되는 과정을 위 표에서는 위에서 아래 방향으로 표시했지만, 정신성이 높아진다는 관점에서 보면 상하를 바꾸는 편이 이미지화하기 쉬울 수 있다. 역설적이지만, 인도적 사유에서 깊어지는 것은 바꾸어 말하면 높아지는 것과 동일하다. 자기의 내면 깊은 곳에 이르는 일은 무한한 것과 마주 대하는 일과 통하는 것이다.

이하 내적부문, 외적부문의 순으로 8부문에 대하여 자세한 해설을 더하면 다음과 같다.

외적 부문의 해설

(1) 금계(야마Yamas)

야마는 금계禁戒, 제어制御, 제계制戒라고 해석된다. 요즘 표현
으로 '자기 컨트롤'이다(염라대왕을 산스끄리뜨어로 '야마'라고 하나, 요
가수행에서의 야마와 직접적인 관계는 없다). 야마는 요가를 수행하는
자와 타자와의 관계를 널리 규정한 것으로, 5개의 계율로 구성되어
있다. 『요가 수뜨라』(2·30)는 다음과 같이 말한다.

금계는 비폭력非暴力, **정직**正直, **부도**不盜, **금욕**禁慾, **불탐**不貪
이다.

'비폭력'이란 타인을 해치지 않는 것, '정직'이란 말을 달리하지
않거나 거짓말을 하지 않는 것을 가리킨다. '부도'는 타인의 것을 훔
치지 않는 것, '금욕'은 이성과 성교를 하지 않는 것, '불탐'은 욕심내
어 취하지 않는 것이다. 타인과 관계하는 가운데 '해서는 안 되는'
금지사항을 5가지로 정리하여 나타내고 있다. 요가수행에 의한 '금
욕'이 문자 그대로 성행위를 일절 금지하는 것을 의미한다는 해석
이외에, 보다 현실적인 입장에서 이성과의 절도 있는 성관계까지도
부정하는 것은 아니라는 견해까지 다양하다.

나중에 나오는 불교의 5계에서는 '불사음不邪淫'(부정한 성행위를

끊는 것)이 여기에 해당한다. 번역 내용에서 알 수 있듯이, 불교의 불사음은 어느 정도 다양한 해석의 여지가 있다. 요가에 의한 '금욕'도 그 정신을 존중해야겠지만, 더욱 엄격한 문헌 해석과 일반 요가수행자의 이해 사이에 다소의 괴리가 있더라도 허용되어야 할 것이다. B. K. S. 아이엥가는 모든 것 안에서 신성을 보는 일이 가능한 사람이야말로 진정한 금욕자(브라흐마짜린)이기에, 요가는 독신자만을 위한 것이 아니라 배우자가 있어도 상관없다고 한다. 실제 고대 인도의 성인이나 요긴은 결혼하여 가정을 꾸리고, 사회적·도덕적 의무를 회피하지 않았다고 서술되고 있다.

이 5가지 계율은 요가수행 그 자체와 직접 관계는 없으나, 요가를 수행할 때의 전제조건으로서 반드시 알아야 하는 사항이다. 타자와의 관계 개선이나 사회와의 조화보다는, 그 무엇보다 요가수행에 들어갈 즈음 마음의 정화를 의도한 것이다.

〈표 6〉 요가, 자이나교, 불교에서의 5개 계율

금계(요가 수뜨라)	5대 서약(자이나교)	오계(불교)
비폭력非暴力 Ahiṃsā	= 비폭력非暴力	= 불살생不殺生
정직正直 Satya	= 비망언非妄言	= 불망어不妄語
부도不盜 Asteya	= 비여취非與取	= 불투도不偸盜
금욕禁慾 Brahmacārya	= 비음非淫	= 불사음不邪淫
불탐不貪 Aparigraha	= 비소유非所有	≠ 불음주不飮酒

자이나교나 불교에서도 5가지 계율을 설명하지만, 위의 표에서 보듯이 요가의 5계는 자이나교의 5가지 큰 맹세와 내용 면에서 궤를 같이하고 있으며, 불교의 내용과도 거의 동일하다(불교에서는 다섯 번째의 '불탐' 대신에 '불음주'를 제시한다). 이러한 유사점은 요가와 불교·자이나교의 역사적 혹은 사상적인 깊은 인연을 암시하고 있다.

목록 가운데 있는 '비폭력'과 '불살생'은 동의어이다. 죽이는 것으로 한정되지 않고 상대에게 상처주지 않는 것, 상해를 입히지 않는 것이 이것이다. 이는 근본 계율로 여겨지는 가장 중요한 덕목이다. 영국에 대한 저항운동으로 유명한 인도 독립의 아버지 마하뜨마 간디(1869~1948)가 외친 '비폭력'의 원어가 이것이다(간디가 요가를 했다는 확증은 없다. 그의 자서전을 보면 요가를 실천하고 싶다고 염원하고 있으나 좀체 이루지 못했다고 술회하고 있다. 하지만 자서전은 1920년경까지만 다루고 있기에, 만년의 30년 가까운 모습은 알 수 없다). 비폭력에 대해서 『요가 수뜨라』(2.35)에는 다음과 같이 말한다.

(요긴에게) 비폭력이 확립되어 있으면, 그 사람이 있는 곳에는 누구라도 적의를 포기한다.

원문대로 번역했으나, 사호다 쓰루지는 이 구절을 '비폭력의 계율에 철저했다면, 그 사람의 곁에서는 모든 것이 적의를 버린다'고 이해하기 쉽게 번역하고 있다. 경구와도 비슷한 이 수뜨라는 인상적이다. '공격은 최대의 방어'라는 말이 있으나, 역으로 '공격하지 않는 것 자체가 최대의 방어'라는 것이다. 아이엥가는 이 부분을 '요긴의 마음에는 자기에 대한 엄격함과 타인에 대한 부드러움이 동시에 존재하고 있기 때문에, 요긴이 있는 곳에서는 모든 적의가 소멸해 버린다'라고 해설하고 있다. 요가의 수행 그 자체와 직접 관계가 없는 듯 보이지만, 깊은 진리를 말하고 있다고 생각하지 않을 수 없다.

예전에 내가 번역한 따밀어 소설에는 대서사시 『마하바라따』에 나오는 일화가 있다. 대강의 줄거리는 아래와 같다.

어떤 수행자가 숲속에서 조용히 명상에 잠겨 있었다. 한 남자가 허둥지둥 그곳으로 달려와서, 수행자 뒤의 풀숲에 몸을 숨겼다. 뒤이어 칼을 든 병사들이 대거 다가왔다. 그들은 거칠게 '지금 한 남자가 이 주변으로 도망쳐왔을 텐데 보지 못했는가?'라고 수행자에게 추궁했다. 잠자코 있으면 죽일지도 모른다. 그러나 사실대로 이야기하면 간접적으로 살생의 죄를 저지르고 만다. 그렇다고 거짓말을 하면 정직(불망어)의 계율을 위반한다. 수행자는 어찌할 도리 없이 명상을 계속하여 침묵을 관철했다. 병사들은 어쩔 수 없이 물러났다고 한다.

요가의 5계 관념과도 통하는 적절한 이야기이다.

원어 '아힘사Ahiṃsā'는 '비폭력'으로도 '불살생'으로도 번역되므로, 이 계율이 식생활에도 적용되어야 한다는 생각은 자연스러운 것이다. 다시 말해 '비폭력'의 계율은 요가를 수행하는 사람에게 생물의 포식, 요컨대 육식을 금하는 것이라 할 수 있다. 비폭력주의를 관철한 간디도 엄격한 채식주의자로, 우유도 섭취하지 않았다고 한다.

내가 싱가포르에서 배운 요가의 구루도 채식주의자인데, 그와 같이 인도계의 요가교사는 채식을 고수하는 사람이 무척이나 많다. 이는 다이어트나 피트니스와 엮인 현대적인 현상이 아니라 요가를 실제로 수행하는 사이에 몸에 갖추어야 하는 식습관으로, 오랜 옛날부터 규정되어 있는 것이다.

그러나 금욕의 경우와 마찬가지로, 식사 문제에서도 엄격하게 준수해야 하며 종교성을 무엇보다 존중하는 요가수행자와 일반 실천자 사이에는 어느 정도 이해의 차이가 있어야 당연할 것이다. 실제로 현대의 전통적인 요가교사 중에는 육식을 해도 지장이 없다고 설명하는 사람도 많다. 필시 엄격한 채식주의자임에 분명한 아이엥가도 '요가는 탐욕스럽게 먹는 사람을 위한 것도, 먹지 않고 배를 주린 사람을 위한 것도 아니다', '폭력적인가 비폭력적인가는 마음의 상태이며, 반드시 채식인가 육식인가의 차이는 문제가 아니다'라고 설명하여, 식생활을 포함하여 '균형'을 지키는 일을 가르치는 것이 요가의 정수라고 말하고 있다. '요긴은 균형을 중시하여, 생명유지를 위해서만 먹는다. 요긴은 지나치게 많거나 적게 먹지 않는다'라고도 설명하고 있다. 현대의 저명한 요가교사인 그의 말은 정말로 현실적인 지침이라고 할 수 있다.

5가지 계율은 사회생활의 마음가짐을 설명한 것이 아니다. 여러 종류의 유혹으로부터의 자기제어, 극기를 설명한 것이다. 5종류의 금계가 개인적 조건이나 시간이나 장소 등의 여러 제약에 관계없이 충실히 존중되어 지켜진다면 위대한 맹서(마하바라따大誓戒)라 부른다. 요가는 그것을 수행하는 사람에게 자아의 초극을 구하는 것이다. 『요가 수뜨라』(2·31)에는 다음과 같이 말한다.

이들(금계)이 출신, 장소, 시간, 상황의 제한 없이 철저하다면 위대한 맹서가 된다.

앞서 소개한 『마하바라따』 중의 수행자는 바로 위대한 맹서를 지킨 것이다.

(2) 권계(니야마Niyama)

권계는 '내적인 규칙'이라고도 한다. 가장 중요한 의미는 자신의 내부로 향한 계율이기에, '내적'이라는 수식어가 붙는다. 이것도 도덕적 덕목이지만, (1)의 금계가 타자와의 관계에 대해 조심해야 하는 사항을 정한 것임에 비하여, 자기의 마음가짐으로서 스스로 나아가 '이렇게 해야 한다'라는 여러 항목을 언급한 것이다. 권계는 5가지로 이루어진다.『요가 수뜨라』(2.32)에는 다음과 같이 말한다.

권계는 청정淸淨, 지족知足, 고행苦行, 독송讀誦, 신에게의 기도이다.

5가지란 청정(몸과 마음을 깨끗하게 지키는 것), 지족(만족을 아는 마음), 고행(수행에 온 마음을 기울임), 독송(경전을 힘껏 소리 내어 읽거나 학습하기), 신에게의 기도이다. 아이엥가의 설명에 의하면, 지족이란 불평불만 없이 일체를 적극적·긍정적으로 받아들이는 태도를 가리킨다. 마찬가지로 독송이란 자기로부터 최대의 것을 끌어내기 위한 자기 교육을 가리킨다. 마지막 세 가지(고행, 독송, 신에게의 기도)는 합쳐서 행사行事요가(끄리야요가kriyā yoga)라고도 한다(2·1). 매일 행하는 것이기에 행사요가라고 부르는 것이다. 이 세 가지는 번뇌를 약하게 하고, 요가의 최종 목표인 삼매가 나타나도록 도와준다고 한다(2·2).

〈표 7〉 권계

명칭	산스끄리뜨어	내용
청정淸淨	사우짜 Śauca	몸과 마음을 깨끗하게 지키는 것
지족知足	삼또사 Santoṣa	만족을 아는 마음
고행苦行	따빠스 Tapas	수행에 온 마음을 기울임
독송讀誦	스와디야야 Svādhyāya	경전을 힘껏 소리 내어 읽기
신에게의 기도	이슈와라 쁘라니다나 Īśvarapraṇidhāna	요가의 시조인 신을 공경함

여기서 말하는 '신에게의 기도'는 박띠라고 불리는 것처럼 세계를 창조·유지·파괴하는 절대신에 대한 한결같은 귀의나 숭배를 의미하지는 않는다. 요가에서의 신은 우주를 총괄하고 은총을 내려 인간을 구제하는 주체로서의 지고신은 아니다. 어디까지나 요가의 조상, 수호신으로서의 신에게 요가의 수행이 성취되기를 기원한다. 아이엥가는 이 신을 절대신과 같다고 해석하나, 이것은 그의 종교적 입장의 반영이다.

또한 여기서 말하는 '고행'(따빠스)이란 신체를 아프게 하는 엄한 수행이 아니라, 수행을 향한 강한 의욕·열의를 가리키며 요가와 양립하는 개념이다. 아이엥가는 높은 목표 실현을 위해서, 어떠한 상황에서도 최선의 노력을 기울이는 것이라고 해석한다.

이상과 같이 두 개의 부문(앙가)에 걸친 10가지 종류의 덕목이 몸에 배면 처음으로 요가를 수행하기 위한 토대가 갖추어진다. (1)

과 (2)는 말하자면 마음과 몸을 요가수련에 어울리도록 하기 위한 기초에 해당한다. 요가를 수행하는 인간생활의 기본이라고 생각해도 좋다. 요가를 위한 심신의 정화이다. 다음에 나올 (3) 이하가 구체적인 요가 기법의 해설이 된다.

(3) 좌법(아사나Āsana)

좌법은 산스끄리뜨 원어로는 '아사나'이다. 직접적으로는 '앉다' 또는 '앉는 자리'를 의미하고, 그 위에 요가를 수행하기 위한 장소 혹은 자리를 나타낸다. 평평하며 커다란, 게다가 청결한 것이 바람직하다고 여겨진다. 요가를 수행하는 장소나 자리에 덮는 방석을 의미하는 일도 있으나, 요가수행에서 '아사나'라고 하면 일반적으로 '자세'나 '포즈'를 의미한다.

'아사나'(명사)의 기원이 되는 산스끄리뜨의 동사어근도 $\sqrt{sat}$ (앉다)이다. 이는 영어의 sit나 독일어의 sitzen(모두 '앉다'라는 뜻) 등과 동일한 어근이다. 이와 같이 '아사나'는 어원적으로 '앉다'라는 행위·상태(앉는 자세)로 거슬러 올라가는 단어지만, 요가는 앉는 자세로만 한정되지 않기에, '아사나'는 바로 서거나 물구나무서서 행하는 것도 포함하는 요가 자세 전반을 가리킨다. 위를 향해 길게 누워서 전신의 근육을 이완하는 '시체자세'라는 것도 있지만 이것도 분명 아사나이다(글자 그대로 '죽은 자의 자세'를 의미하는 '사바아사나'라 부른다. 이 경우의 '시체'는 사후 경직되기 전의 이완된 상태를 말한다). 머리를 자리에 대고 물구나무서는 아사나(시르시아아사나)도 있다. 그러므로 요가에서 '아사나'는 '좌법', '좌위', '좌상' 등으로 번역하기보다 '체위'라고 하는 편이 적절하다.

그런데 주의해야 할 점이 있다. 고전적 요가를 집대성한 『요가 수뜨라』에는 후세의 요가나 우리가 '요가'라는 말에서 받는 이미지와 같이 다종다양한 체위가 해석되어 있지는 않다. 『게란다 상히따 *Gheraṇḍa Saṁhitā*』라는 책에 아사나 전체 숫자는 살아있는 것의 숫자와 같아, 요가의 신인 쉬바는 8천4백만 종류의 아사나를 설했다는 내용이 있지만 상당히 나중에 저술된 책이다.

『요가 수뜨라』(2·46, 47)는 다음과 같은 설명에 머무른다.

앉는 방법은 안정되며, 동시에 쾌적해야 한다.

안정된, 쾌적한 앉는 방법을 완성하려면, 이완하여 마음을 무한한 것으로 합일해야 한다.

안정된 앉는 방법을 습득하면, 장시간에 걸쳐 요가 자세를 유지할 수 있게 된다. 수행자의 마음도 움직이지 않게 되어, 깊은 요가 단계로 나아가는 것이 가능하다. 신체의 움직임도 필요에 따라 최소한으로 그칠 수 있다. 사호다 쓰루지에 의하면 『요가 수뜨라』가

작성된 당시에도 많은 체위가 있었으리라 상상할 수 있지만, 그것이 100종류 정도로 된 것은 하타요가 시대(10세기 이후)부터라고 한다. 마다바(Mādhava 14세기경)의 『사르바 다르샤나 상그라하(Sarva Darśana Saṃgraha전철학강요全哲學綱要)』의 15장에는 안정되고 쾌적한 좌법으로 10가지 정도를 제시하고 있다. 이 책 6장에 나오는 『하타요가 쁘라디삐까』(16~17세기)라는 책에는 84종류의 아사나가 설명된다.

그런데 '체위'를 표현하는 어원인 '아사나'는 일상적인 상태에서 요가의 동의어로 사용되는 경우도 있다. 현대 인도에서는 '요가를 배우다'라고 말하는 대신에 '아사나를 배우다'라고 말하기도 한다. '요가 수련'은 '아사나 수련'이라고도 한다.

(4) 조식(쁘라나야마Prāṇāyāma)

조식은 같은 용어가 중국의 기공에도 보인다. 인도의 조식은 의식적으로 호흡을 규칙적이고 바르게 정리하는 것이다. 그것에 의해 마음과 신체의 어지러움이 진정되고, 집중해서 요가를 깊이 할 수 있게 된다. (3)에서 신체의 움직임을 최소한으로 멈추는 방법을 설명했지만, 그것을 확고히 하는 것은 호흡 조절이다.

조식(조기調氣라고 번역되는 경우도 있다)의 원어 '쁘라나야마'는 '쁘라나'와 '아야마'로 이루어진 복합어이다. 쁘라나는 '숨', '생명' 또는 '생기'를 가리킨다. 아야마는 '늘리는 것, 길게 하는 것' 내지 '제지하는 것'을 의미한다. 숨을 들이쉬고(뿌라까pūraka), 숨을 유지하고(꿈바까kumbhaka), 숨을 내쉰다(레짜까recaka). 호흡 간격을 늘리는 것, 특히 마신 숨의 유지는 불로불사의 실현과도 관련이 있고 요가수행에 있어 본질적인 의미를 지니고 있다. 들여 마신 숨을 길게 유지하는 것은 생명 자체를 연장하는 것과도 통한다. '꿈바까'는 마신 숨을 일시적으로 유지하는 방법으로, 단순히 숨을 멈추는 것과는 다르다. 후세의 요가(하타요가)에서 '꿈바까'는 호흡의 조정 전체를 가리키는데 사용된다. 수뜨라 2·49에는 다음과 같이 말한다.

그것(=좌법)이 달성되었을 때, 마시는 숨과 내쉬는 숨의 움직임을 끊는 것이 조식이다.

고전 이후의 요가(하타요가)는 꿈바까라는 용어를 사용하여 조식의 요점을 설명한다. 그에 따르면 호흡을 정리한 후, 공기를 가득 들여 마시고, 거기에서 숨을 멈춘다(안따르 꿈바까antar kumbhaka=내적 꿈바까). 그 후 완전히 토해내고 숨을 멈춘다(바히야 꿈바까ba-hya kumbhaka=외적 꿈바까). 훈련에 의해 그 간격을 서서히 길게 한다. 이렇게 하면 대우주의 생명에너지인 쁘라나를 장시간 체내에 보유할 수 있다.

'쁘라나'는 본래 베다 신화에 등장하는 우주적 원형인 인간原人

뿌루샤puruṣa의 호흡, 전 우주에 넘치는 생기, 모든 생물을 살아있게 하는 근원적 생명 에너지와 같은 것을 의미한다. 그것이 변하여 '숨', '호흡'도 나타내게 되었다. 일본어에서도 '삶'은 '숨'과 통한다. 중국의 도교에서 말하는 기氣라는 개념과도 일맥상통한다. 대우주의 호흡과 자기의 호흡을 동조시키는 것, 우주의 에너지에 의해서 자기 생명의 율동을 활성화시키는 것이야말로 요가의 주된 목적이다. 그것은 특히 하타요가 등 후기 요가에서 강조된다.

조식법의 실천에 의해 번뇌의 덮개가 없어져서, 숨겨져 있던 마음의 빛이 나타난다고 한다(2·52). 조식은 요가에 의한 깨달음에도 없어서는 안 되는 것이다.

그것(=조식을 행하는 것)으로부터, 마음의 광채를 덮어 숨기고 있던 것(=번뇌)이 제거된다.

후세의 요가 문헌을 보면, 조식법을 알지 못하면서 요가를 수행하는 것은 진흙배로 바다를 건너는 무모함으로 비유된다. 나중에 하타요가의 체계에서 조식법은 현저히 발달한다. 호흡법의 수련은 단순하거나 쉽지 않고 어느 정도의 위험도 동반한다. 자기 방식대로가 아니라 스승의 적절한 조언이나 도움이 꼭 필요하다. 마시는 숨·내쉬는 숨의 중시는 현대 미국 식 요가 중에서도 계속 이어지고 있다.

(5) 제감(쁘라띠야하라Pratyāhāra)

제감이란 감각기관(눈·귀·코·혀·몸)을 외부의 대상으로부터 되돌리는 것, 말하자면 외계와 접촉의 스위치를 끊는 것을 의미한다. 이 단어의 근원이 되는 동사어근 praty–ā–$\sqrt{hr}$은 '후퇴시킨다', 특히 '감각기관을 세속적인 대상에서 되돌리는 것'을 의미한다. 『요가 수뜨라』(2·54)에는 다음과 같이 말한다.

제감이란 여러 감각기관이 각각의 대상과 결합하지 않게 되어, 마음 자체의 모조품처럼 되는 것이다.

후세 문헌을 보면 '거북이가 손발을 등껍질 속으로 끌어당기는 것처럼, 요긴은 감각기관을 자기 속으로 되돌린다'는 비유로 설명되어 있다.

이 수행에 의해 감각기관이 외계의 작용에 의해서도 교란되지 않고, 한결같이 마음만을 향하는 상태를 만든다. 감각기관은 마음의 상태에 순응·동조하여 온순하게 된다. 요긴이 요가에 오로지 마음을 쏟을 때 감각기관도 마음을 따르게 되고, 외부의 대상을 더 이상 따르지 않는다. 이 시점에서 아직 감각기관은 외계의 대상에서 떼어 놓아져 있을 뿐, 작용 그 자체는 존재하고 있다. 이윽고 요가의 궁극 목표인 마음의 지멸이 실현된 때, 감각기관의 작용도 당연히 소멸하게 된다.

이 단계까지, 다시 말해 (1)부터 (5)까지를 '외적부문'이라 부른다. 요가수행에 들어가기 전의 준비단계에서 외계와의 접촉을 단절하는 것까지를 가리킨다. 아직은 깊은 요가를 달성하는 과정의 절반에 해당한다.

내적부문(종제綜制)의 해설

(5) 제감의 뒤를 이은 세 부문(응념, 정려, 삼매)은 '내적부문'(종제)이라 한다. 일상의 언어활동, 인식활동 등을 정지시켜, 의식을 자기 내부로 향하게 하는 여러 단계이기 때문이다. 수행자를 요가의 최종 목표, 다시 말해 완전한 해방(해탈)으로 이끄는 첫걸음이며, 마음 그 자체에 초점을 둔다. 그것에 대해 『요가 수뜨라』(3·4, 7)에는 각각 다음과 같이 말한다.

(이상의) 세 가지(행법)를 하나로 모아 종제라고 부른다.

(종제의) 세 부문은, 그때까지의 부문에 비해 내적인 부문이다.

종제란 종합적인 심리통제이며, 또한 동일한 대상에 대하여 연속적으로 수행하기에, 세 단계를 일괄하여 그렇게 부르는 것이다. 종제를 완수한 경지에 대하여 『요가 수뜨라』(3·5)에는 다음과 같이 말한다.

그것(=종제)을 통달했을 때, 지혜의 광휘가 생긴다.

여기서 말하는 '지혜'란 대체 무엇인가? 이를 해설하기 전에, 먼저 종제를 구성하는 세 부문에 대하여 각각 순서대로 살펴보자.

(6) 응념(다라나Dhāraṇā)

그 세 단계 중 최초의 것, 즉 응념에 대하여 『요가 수뜨라』(3·1)에서 다음과 같이 말한다.

응념이란, 마음이 하나의 장소에 고정되는 것이다.

응념에 해당하는 원어 '다라나'는 '보유하다', '묶어놓다', '고정하다'를 의미하는 동사어근 $\sqrt{dhṛ}$에서 파생한다. 다라나는 '응념' 이외에 '총지總持'라고 번역되는 경우도 있다.

사마다나(집중하는 것)라고 불리는 것도 마찬가지이다. 수뜨라(3·1)에는 '하나의 장소로 내적인 것도 외적인 것도 좋다고 여기지만, 대개 배꼽이나 심장의 중심, 코끝, 미간, 혀끝 등, 신체의 어느 한 점이 선택되어, 거기에 사념을 집중·응결시켜 마음을 하나로 고정시킨다. 영어책 등에는 '컨센트레이션'이라 번역되는 경우도 있다. 이에 의해 마음의 한 점으로 집중(이를 에까그라따ekāgratā, 한문으로 심일경성心一境性이라 부른다)이 실현된다. '한 점'을 내적 대상으로 하는 경우는 신에 대한 상념이나 내적 소리(나다)도 좋다고 한다.

(7) 정려(디야나Dhyāna)

정려의 원어 '디야나'를 '선정禪定'이라 번역하는 경우도 있다(마찬가지로 선불교에서 친밀한 '선'이라는 단어는 '디야나'라는 산스끄리뜨어가 중앙아시아를 거쳐 중국에 전해지는 과정에서 발음에 변화가 생겨 '쟌'에 가까운 음이 되어, 그것을 한자로 써서 '선'이 된 것이다. 그러나 '선'이라는 글자 그 자체에도 '명상'에 가까운 의미가 있기에 음역이기도 하고 의역이기도 하다).

『요가 수뜨라』(3·2)에는 정려에 대하여 다음과 같이 말할 뿐이다.

정려란, 그곳(=응념의 대상이 된 그 장소)으로 향하여 상념이 끊이지 않고 한결같이 뻗어나가는 것이다.

깊은 요가를 경험하지 않은 사람에게는 이해하기 어려운 표현이지만, (6)의 응념에서 집중한 대상으로부터 상념을 그대로 유지하여 확대·연장해 가는 과정을 가리켜 이렇게 말하고 있는 것이다. 사호다 쓰루지의 해설을 참조하면, 1단계 전의 응념에서 좁혀진 '한 점'을 중심으로, 동심원 상태에서 주변으로 퍼지는 파동처럼 사념을 극한까지 이르게 하는 것을 말한다. 뛰어난 실천자였던 사호다 쓰루지이기에 가능한 설명일 것이다.

이러한 과정의 도달점에 요가의 최종단계인 (8)삼매가 있다. 정려는 영어책 등에서 '메디테이션' 다시 말해 '명상'이라고도 번역되나, 단순한 명상이라기보다는 요가 심화의 최종 국면에 이르기 직전의 단계로서 파악되는 특징이 있다.

(8) 삼매(사마디Samādhi)

삼매는 요가수행자가 도달하려고 하는 최종적·궁극적 상태이다. 사마디는 '삼마제三摩堤', '삼마지三摩地' 등 소리로 표기하며, '정정定', '등지等持'로도 번역된다. 불교 용어에서 유래된 표현으로, 무엇에 열중하여 몰두하는 것을 '~삼매'라 한다. 원뜻은 '조립', '합성', '조합'으로, 바꾸면 '마음을 한결같이 유지하는 것', '마음의 통일'이라는 의미도 되며, 요가 어휘로 채용되었다. 사마빳띠 (samāpatti 삼마발저三摩鉢底, 등지等至)라는 산스끄리뜨어에서 제시되는 상태와도 거의 동일한 뜻이라 할 수 있다(인도에서 성자나 위인이 사망하는 것도 사마디라고 부르며, 그들의 묘 역시 사마디라고 한다).

『요가 수뜨라』(3·3)에서는 다음과 같이 말한다.

삼매란, 그와 같은 것(=정려)이 마치 객체만으로 되어, 자체가 비어있는 것처럼 된 때이다.

삼매란 앞서의 두 가지 단계, 다시 말해 (6)응념을 거쳐 (7)정려에 도달해 후자를 철저히 하면서부터 자연히 생기는 것으로, 정려에 의하여 상념된 대상(객체)만이 현현하여, 그것이 되어버린 상태를 가리킨다.

여기에서는 이미 자기가 명상하고 있다는 의식조차 소멸된다. 말하자면 '형태 없는 명상', '명상 아닌 명상', '명상을 초월한 명상'이 실현되고 있는 상태이다. 대상만이 되기에 객체에 대한 의식도, 의식되는 객체도 모두 말소된다. 주관 자체는 객체로의 완전한 몰입·멸각을 이루고, 우리들의 평소 인식의 본연의 상태를 특징짓는 '주객의 구별'이 해소된다. 바꾸어 말하면 주체(주관)와 객체(객관)의 구별을 전제하여, 언어나 개념에 의해 세계를 분절화하여 파악하는 일상적 인식의 본연의 상태가 소실되는 것이다. 이 단계에서 마음은 움직임을 멈춘다. 『요가 수뜨라』 첫머리(1·2)를 보면 '요가'의 유명한 정의가 있다.

요가란 마음의 움직임의 지멸이다.

마음의 움직임의 지멸은 바로 삼매로써 달성되는 것이다.

후세의 문헌인 『하타요가 쁘라디삐까』에 따르면, 이 단계에서 수행자는 시간이나 행위의 속박에서 벗어나 자기도 타자도, 감각기관의 대상도, 고통이나 즐거움도, 추위나 더위도 감지하는 일이 없다고 한다.

영어 해설서 등에는 이 내적 상태를 초의식적 경험을 나타내는 '트랜스'나 '엑스터시'라는 용어로 설명한다. '황홀', '도취' 또는 '몰아상태'라는 의미지만, 그 어감과는 반대로 극기와 단련의 끝에 달성되는 경지라는 사실을 잊지 말아야 한다. 또한 삼매란 단순히 망연자실하거나 정신이 없거나 기를 잃어버리는 상태를 가리키는 것도 아니다.

아이엥가는 삼매의 경지에 대해 '몸과 감각기관은 잠자고 있는 것처럼 쉬고 있으나, 마음과 이성의 기능은 마치 깨어있을 때처럼 각성하고 있고, 그렇지만 의식을 뛰어넘고 있는 상태', '몸·마음·지성의 움직임은 깊은 잠을 잘 때와 같이 정지하고 있기에, "나"라든가 "나의 것"이라는 감각이 남아 있지 않은 상태'라고 해석하고 있다.

사마디는 요가훈련의 최종단계이며, 그다음은 해탈 말고는 있을 수 없다. 사호다 쓰루지는 이 삼매 다음에 깨우쳐야 하는 경지에 대해 '별개의 사태'라는 인상적인 표현을 사용해 설명하고 있다. 그는 삼매에 들어간다고 요가가 모두 끝나는 것이 아니라, 그 후 완전히 '별개의 사태'가 시작된다고 한다. 그것은 그야말로 명석한 경지이나, 그렇다고 하여 적정寂靜을 얻기 이전의 상태로 되돌아간 것은 아니다. 요가수련에 의해 마음작용을 순서를 따라 억제해온 끝에 이룩한 것은 바로 이 경지, 다시 말해 '새로운 각성'이다.

참된 자아의 독존獨存

『요가 수뜨라』의 첫 부분(1·2)에 요가는 '마음의 움직임을 지멸시키는 것'이라고 정의되고 있다는 사실은 이미 언급했다. 여기에서 마음의 '움직임'에 해당하는 원어는 '브릿띠vritti이다. '브릿띠'는 원래 회전 혹은 선회하는 운동이나 무질서한 움직임을 의미한다. 요가를 하면서 무익하며 헛된 마음의 활동을 없애려 한다는 것이다. 후에 인도철학에서 유력하게 되는 불이일원론파 등에서는 마음(내관)이 감각기관을 통하여 외계의 사물에 이르러, 그 형체에 맞는 변형을 일으키는 것을 브릿띠라고 부른다. 이 과정에 의해 외계를 대상으로 하는 지각이 성립한다고 보는 것이다.

요가에서는 이와 같이 마음이 외계를 의식하여 혼란스럽고 불안정해진 상태를 차단하고 스스로 그 마음을 완전히 조절해, 주관과 객관이라는 이원을 초극하려는 것이다. 엘리아데의 스승인 다스굽따는 '마음의 해체'라는 표현을 사용해 설명하는데, 마음은 흩어져서 무로 돌아가는 것이 아니라, 양성의 잠재적 가능성을 지닌 것으로 그대로 전환한다고 생각하는 사람도 있다. 예를 들어 현대 요가의 구루인 아이엥가는 알기 쉬운 비유를 사용하여, '댐이나 운하에 물이 적절히 차면 사람들을 기근으로부터 구하여 풍부한 생산력을 가져오는 것과 마찬가지로, 마음이 조절되면 평정심의 저수지가 되어 인간성 향상을 위하여 풍부한 에너지를 가져올 수 있다'고 해설하고 있다.

그러면 마음작용이 지멸하여 사라진 다음에는 어떤 상태가 거기에 기다리는 것일까? 바로 이어서 수뜨라에는 '(마음의 움직임이 지멸한 때에) 순수 관조자인 참된 자아(정신원리)는 자기 본래의 상태에 머무른다'(1·3)고 말하고 있다. '자기 본래의 상태'란 정신원리인 참된 자아가 물질원리에 의해 혼란되는 일 없이, 완전히 독립된 상태(까이발랴kaivalya)로 되돌아가는 것을 의미한다. 이것이 '참된 자아의 독존'이다. 이것은 마음과 정신을 구별하는 것으로, 정신의 순수함을 되찾고 자기를 해방하는 것이다. 사호다 쓰루지가 표현한 '별개의 사태'란 바로 이 상태와 같다.

이 참된 자아의 독존을 달성하기 위해서는 정신과 물질의 혼동을 없애고, 양자를 확실히 식별하는 뛰어난 지혜가 필요하다. 그것을 '변별지辯別智'라고 부른다. 다르게 표현하면, 무지(무명)를 제거하기 위한 수단이 '변별지'인 것이다. 『요가 수뜨라』(2·28, 26)에는 다음과 같이 각각 말한다.

요가의 여러 부문에 점차 전념함으로써 더러움이 사라지게 되어, 그에 응하여 지혜의 빛이 밝아져 변별지가 나타난다.

확고한 변별지야말로 (무명의) 제거를 위한 수단이다.

변별지란 정신원리인 참된 자아(뿌루사puruṣa)와 물질원리인 근본물질(쁘라끄리띠prakṛti) 및 그 소산을 식별하는 지혜이다. 마음이 소멸하는 단계에 처음으로 변별지가 나타난다는 것은 상식적으로 이해하기 어렵다. 마음이 사라졌는데 어째서 지혜가 생기는 것일까? 그러나 요가를 시작으로 하는 인도의 철학사상에서는 통상의 심리상태를 초월한 때에 진실한 지혜가 발현한다고 가르치고 있다. 이는 일종의 직관이며 깨달음이다. 그것이 무지를 없애고 사람을 해탈로 이끈다.

상키야학파와 요가학파

고전요가(라자요가)가 지향하는 것은 정신과 물질의 변별이다. 마음은 후자에 속한다. 마음과 그 활동이 순수한 정신의 본질을 덮어서 감추어 버리고 만다. 따라서 요가에 의해 순수정신 그 자체의 빛이 발현되도록 마음의 과정을 차례로 소멸하여 간다. 삼매에 이르러 변별지가 발현하여, 자기는 물질의 얽매임으로부터 해방되어 참된 정신성을 회복한다.

다스굽따는 순수정신과 자기는 궁극적으로 같은 것이라고 말한다. 그 견해를 따르면 라자요가의 목적은 '신과의 신비적인 합일'이 아니라 영원하며 무의식적인 본질로의 회귀이다. 정신적인 것을 본질로 하는 자기라는 아이덴티티의 회복이며, 그 안에서의 '자기와의 합일'이다. 요가의 궁극 목표인 '마음의 움직임의 완전한 정지'는 정신성의 존엄을 해치지 않는다. 왜냐하면 마음과 정신은 본질을 달리하기 때문이다. 마음이나 심리작용은 어디까지나 '신체' 혹은 '물질'에 속하는 것이며, 정신은 본래 심적 표상을 벗어나 있다. 『까타 우빠니샤드』(3·10~11)에도 다음과 같이 말한다.

실로 감각기관의 저편에 사물이 있으며, 사물의 저편에 사고가 있다.

사고의 저편에 이해력이 있으며, 이해력의 저편에 크나큰 자기가 있다.

크나큰 자기의 저편에 드러나지 않는 것이 있다.

드러나지 않는 것의 저편에 뿌루샤가 있다.

뿌루샤의 저편에는 그 어떤 것도 존재하지 않는다.

이것이 목표이다. 이것이 최고의 걸음이다.

이러한 생각은 나중에 상키야학파의 사상으로 체계화된다. 상키야Sāṃkhya는 고대까지 기원이 거슬러 올라가는 학파로, 정신과 물질로 이루어지는 이원론을 주장한다. 여러 결과는 근본물질(쁘라끄리띠) 중에 이미 새겨져 있어, 세계창조는 그것들이 전개하여 현재화하는 과정일 뿐이라고 한다. 이를 인중유과론因中有果論 또는 개전설開展說(전변설轉變設)이라고 부른다. 정신은 물질에 갇혀져 있게 되어 고苦를 경험하고 윤회에 사로잡힌다. 정신과 물질을 엄격히 구별하는 영지에 의해, 순수정신(뿌루샤)이 물질과의 결합을 풀고 독존을 달성할 때, 윤회의 생존이 단절되어 해탈이 이루어진다고 설명한다. 주재신主宰神(이슈와라Īśvara)의 존재를 인정하지 않기에, 그 철학은 무신론의 성격도 지닌다.

요가학파는 교설의 상당 부분을 상키야학파와 공유하지만, 중요한 한 가지 차이점은 상키야학파가 주재신을 인정하지 않음에 비해 요가학파는 주재신을 인정하고 있다. 이 점에서 요가학파의 입장(특히 후기의 것)을 유신론 상키야라고 부르는 경우가 있다. 이 경우 '주재신'은 특별한 뿌루샤라고 여겨지며, 물질원리에 휩쓸리지 않고 고통이나 더러움으로부터 완전히 자유롭다. 주재신은 완전한 지혜이며, 요가 가르침의 시조이다. 그러나 요가파의 신은 정신의 독존을 실현하기 위한 명상이나 정신집중의 대상으로, 쉬바파와 비슈누파의 지고신과 같이 신비적인 합일의 대상도 아니며, 신자의 열렬한 귀의를 가상히 여겨 은총을 내리는 존재도 아니다. 요가학파는 정신을 물질(육체)로부터 분리하여 해방시키기 위한 자율적 수단으로서 요가행법을 고도로 발전시켰다.

고전요가의 목적은 어디까지나 깨달음의 추구—영혼의 해방—일 뿐이다. 그에 비해 같은 궁극목표를 설정하고 있어도 육체의 단련·연마가 필수적이라고 받아들인 것이 후기 요가의 체계이다. 다음 장에서는 현대 요가의 계보에도 이어지는 하타요가계의 논리와 실천에 대해 짚어보자.

제6장

하타요가와 꾼달리니

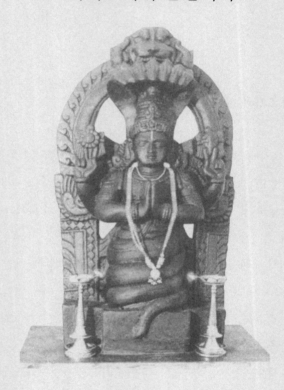

라자요가와 하타요가

　하타요가hatha yoga는 2장의 첫머리에 소개한 호이에르슈타인의 분류에 따르면 '고전 이후의 요가'에 해당한다. 나중에 라자요가rāja yoga라고 불리는 빠딴잘리의 『요가 수뜨라』에 정리된 요가가한층 더 전개되어 성립된 것이 하타요가의 체계이다. 이는 딴뜨라tantra적인 신체관을 기초로 한 동적인 요가이다. 하타요가는 라자요가(고전요가)와 현대 요가를 이어주며, 하타요가 이론 없이 현대요가를 적절히 이해하기는 어렵다. 우리들이 보통 이미지화하는요가—난이도가 높은 포즈를 포함한 다양한 아사나를 구사하는요가의 형태—는 이 하타요가 계통에 이어지는 것이라고 말해도무방하다. 『요가 수뜨라』의 아슈땅가요가(8개의 부문으로 이루어진 요가)로 말하자면, 하타요가는 세 번째의 아사나와 네 번째의 쁘라나야마에 중점을 두어 체계화된 요가라고도 말할 수 있다.

아슈땅가요가에서 아사나는 장시간의 명상을 견디도록 안정된 자세를 확보하기 위한 것이라고 인식되어, 좌법도 '안정된, 쾌적한 것'이라 규정될 뿐이다. 실제로는 빠드마아사나(연화좌), 싯다아사나(달인좌), 바주라아사나(금강좌) 정도가 상정되어 있다. 한편 하타요가에서는 엄청나게 많은 아사나가 개발되어 사용되고 있다. 라자요가에서는 반다(죄기, 혹은 긴장시키기), 다시 말해 국부적인 쁘라나의 흐름을 잠시 차단하는 기법을 동반한 쁘라나야마가 빠져 있다.

라자요가와 하타요가는 동시에 만들어진 것이 아니라 시대적인 격차를 동반하여 성립되어왔다. 그러나 양자가 서로 받아들일 수 없는 관계에 있는 것은 아니다. 양자는 서로 보완하여 하나의 커다란 요가 체계를 구성하고 있다. 그것은 시대적으로 오히려 늦게 성립된 하타요가 쪽이 수행의 깊이 측면에서 라자요가의 준비단계로서 규정되고 있는 것으로도 알 수 있다. 말하자면 라자요가는 하타요가의 종결이라 할 수 있다.

〈표 8〉 성립 순서와 요가수행 단계

성립 순서	요가수행 단계
라자요가(4~6세기) → 하타요가(13세기경)	하타요가(예비적단계) → 라자요가(완성단계)

그렇다고 해도 라자요가와 하타요가가 한결같이 주와 종의 관계, 목적과 수단의 관계, 혹은 후기와 전기 단계의 관계로 지속되는 것은 아니다. 양자가 종합되어 지양됨으로써 심신 양면에 절대적인 효과를 미친다고 생각해야 적절하다.

'하타요가'의 어의 해석

하타요가는 '하타의 과학'을 의미하는 하타피디아라고 불리는 일도 있다. '하타hatha'란 산스끄리뜨어로 '힘', '강함', '노력', '인내' 등을 나타낸다. 따라서 하타요가는 '힘의 요가', '힘을 들여서 수행하는 요가', '파워풀한 요가'라는 의미가 된다.

후기 요가에서, 구루(=스승)를 '구'와 '루'로 분해하여 일종의 억지스런 해석이 이루어지고 있는 것에 대해서는 1장에서 다루었으나, 마찬가지로 하타의 '하'는 태양, '타'는 달을 각각 의미한다는 교의적 해석도 있다. 한 사람 한 사람에게 숨겨진 태양으로 상징되는 양의 에너지(남성성, 양성)와 달로 대표되는 음의 에너지(여성성, 음성)를 하나로 합쳐, 균형을 가진 강인함을 키운다는 생각에서 나온 설명이다. 하타요가는 체내의 음과 양의 양극을 통합하는 요가라는 것이다. 음양의 합체에 의해 신체에 특별한 파워가 생긴다. 양의 '하'와 음의 '타'가 하나로 합쳐 '힘(하타)'이 된다는 것이다. 이 설

명에 따르면, '요가'라는 단어의 원래의 뜻인 '하나로 합치는 것'은
'음과 양을 하나로 합치는 것'과 다르지 않다. 이는 중국의 음양도
를 방불케 하는 생각이기도 하다(실제로 현대의 요가에는 음양도와
요가를 합체시킨 듯한 음요가라는 것도 존재한다).

신체 내의 양의 힘과 음의 힘은 뜨거움과 차가움, 불과 물, 마시
는 숨과 내쉬는 숨으로도 비교될 수 있다. 하타요가는 이러한 체내
의 양극 사이에서 균형을 지닌 행위임을 '구루'를 둘러싼 통속어원
설적인 해석을 채용해 설명하고 있다.

고락샤나타와 하타요가의 번성

애초에 요가는 빠딴잘리의 『요가 수뜨라』의 성립과 요가학파의
등장에 의하여, 인도 사상·종교의 정통파적 전통 중에서 확고한
위치를 점하게 되었다. 이는 4~6세기의 일이다. 그 후 10세기가 지
났을 무렵, 쉬바신을 신봉하는 비교秘敎적인 힌두교의 일파인 나
타파(힌디어로 나트파, 영어로 나티즘)가 탄생한다. 나타Nātha(나트
Nāth)라는 것은 그 유파의 요가를 성취한 스승에게 주어지는 존칭
이다.

요가 자체의 시작이 쉬바신에게 되돌아갈 수 있는 것처럼, 하타
요가에서도 그 시원을 쉬바신으로 받아들인다. 쉬바로부터 인간으

로 향한 전달에 대해 신화에서는 이렇게 이야기하고 있다.

사람이 없는 섬에서, 누구도 듣지 않는다고 믿은 쉬바신은 아내 빠르바띠 여신에게 하타요가의 숨은 뜻을 밝혔다. 그러나 그때 가까이 있던 물고기가 숨은 뜻을 한마디도 빠짐없이 듣고 말았다. 쉬바신은 그것을 알았으나 물고기를 불쌍히 여겨 한 사람의 싯다(요가의 달인)로 태어나게 했다. 쉬바가 가로놓여 있는 물고기의 몸에 물을 뿌리자 한순간에 물고기는 인간으로 변신했다. 그가 나중에 마츠옌드라나타Matsyendranātha라고 알려진 유명한 요긴이다.

마츠옌드라나타는 하타요가의 궁극적인 뜻을 짜우랑기Cauraṇgī (산스끄리뜨어로 짜뚜르앙기, '사지를 지닌 자'라는 뜻)에게 전한다. 짜우랑기는 뱀처럼 수족이 없는 사람이었으나, 마츠옌드라나타는 그를 불쌍히 여겨 불가사의한 힘을 사용하여 사지를 주었다고 한다.

이와 같이 마츠옌드라나타는 하타요가의 지식을 신으로부터 받아들여 처음 인간에게 전한 사람으로 여겨진다.

마츠옌드라나타(간단하게 마츠옌드라)는 나타파의 시조로도 여겨지고 있다. 그는 실존 인물로서 5세기 설과 10세기 설 등이 있는데, 후자가 우세한 듯하다. 마츠옌드라아사나라는, 그가 개발한 것으로 전해지는 유명한 체위도 있다. 오른발을 왼쪽 넓적다리 부분에 대고, 오른쪽 무릎 밖에 왼발을 놓고, 그것을 오른손으로 잡아 상체를 크게 뒤쪽으로 비트는 것으로, 특히 소화에 효능이 있다고 여겨진다. 마츠옌드라나타는 불교신자로부터도 숭배되고 있다.

그런데 10~12세기경, 그 일파로부터 고락샤나타(Gorakṣanātha 혹은 간단하게 고락샤)라는 성자가 나타나, 북인도를 중심으로 활동한다. 탄생지에 대해서는 여러 설이 분분한데, 확실하지 않다. 고락샤나타 또는 고락샤라는 이름은 산스끄리뜨 이름으로, 힌디어로는 고락크나트가 된다. 그가 일으킨 계보를 그의 힌디 이름과 관련해 '고락크나티Gorakhnāthi'라고 부르는 경우도 있다. 그가 하타요가의 실질적인 시조라고 해도 좋으나, 전설상으로는 하타요가의 역사는 더욱 멀리 거슬러 올라간다. 오늘날 고락샤나타는 앞서 서술한 마츠옌드라나타의 제자 12명(혹은 22명) 가운데 하나라는 전승도 있다.

일설에 의하면 고락샤나타는 인도 북서부 뻰잡 지방의 출신이라고도 전해진다. 베짜는 집에서 태어나 젊은 나이에 출가하여 신비력을 행사하는 수행자로 이름을 떨쳤다고 한다. 북인도에서는 지금도 여전히 그를 신처럼 숭배하는 사람들이 있다. 죽은 장소는 알려져 있지 않다. 이 인물에 대한 전승은 풍부하지만 일치하지 않는 부분도 많아 명확하지 않다.

고락샤나타가 썼다고 여겨지는 책이 『하타요가』와 『고락샤 샤따까*Goraksa Śataka*』 두 권으로, 하타요가를 설명한 초기의 기본 문헌으로 여겨지나, 전자는 이미 분실되어 현존하지 않는다. 『고락샤 샤따까』는 101개의 운문으로 이루어진 간략한 해설서이다. 6부문으로 이루어진 요가를 설명하는 『고락샤 빳다띠*Goraksa Paddhi*(=고락샤 상히따)』라는 책의 일부가 아닐까 생각하는 학자도 있다.

고락샤나타는 깐파따Kānphaṭa라고 불리는 교파의 시조로도 여겨진다. 이 교파는 주로 낮은 계급 출신의 사람들로 이루어진 집단으로 현재까지 존속하고 있다. 쉬바신을 숭배하고, 꿈을 해석하고, 재앙을 면하기 위한 기도, 심령치료로 생계를 유지하고 있다. 그들은 과거에 요가에 관해 수많은 문헌을 남겨 하타요가의 발전에 공헌했다.

하타요가 쁘라디삐까

16~17세기 경, 그 유파로부터 스바뜨마라마Svātmārāma(또는 스바뜨마라마 요긴드라)라는 수행자가 나타나, 『하타요가 쁘라디삐까(*Haṭha Yoga Pradīpikā*하타요가의 등불)』를 써서 하타요가의 체계를 명확히 했다. 그는 하타요가가 라자요가 수련의 전 단계에 위치한다고 규정하고 있다. 육체적인 정화로 자기를 라자요가의 실천에 적절한 상태로 만들기 위한 것이 하타요가라고 하고 있다. 라자요

가에 들어서야 비로소 요가수행은 완성된다. 『하타요가 쁘라디삐까』를 보면 첫머리(1·1)와 마지막(4·79)에 각각 다음과 같은 선언이 있다.

사다리와 같이 초심자를 라자요가의 높은 곳에 이르게 하는 하타요가의 과학을 설명한 아디나타(=쉬바신)에게 귀명歸命하여 받든다.

라자요가를 모르면서 오로지 하타요가만을 수행하는 자들은 노력의 과실을 잃어버린 자들이라고 생각된다.

『하타요가 쁘라디삐까』는 1장 첫 부분에서 아디나타(=쉬바신), 마츠옌드라나타, 짜우랑기, 미나나타, 고락샤나타 등, 많은 전설적인 요긴들에게 '위대한 성취자(마하싯다)'라는 경칭을 주면서 언급하고 있으며, 그때까지의 하타요가의 축적에 덧붙여 저자인 스바뜨마라마 자신이 취득한 요가수행의 궁극의 의미를 가미한다.

이 문헌은 4장, 400개 정도의 운문으로 이루어진다. 전체적으로 짜임새 있는 글쓰기를 하고 있지 않으나, 하타요가의 중요한 여러 관념이나 기술이 대부분 망라되어 있다. 금계·권계로부터 시작해, 좌법(아사나), 조식(쁘라나야마), 무드라, 라자요가 순으로 해설이 이루어진다. 이것은 요가수행이 깊어져 가는 단계라고 생각해도 좋다.

1장에서는 16개의 좌법을 설명하는데, 그 대부분은 앉는 체위로 채워져 있다. 다음으로 2장은 좌법을 마스터한 후의 과정, 다시 말해 꿈바까kumbhaka(규정된 방법으로 호흡을 제어하여 숨을 멈추는 수행법)를 포함한 호흡법을 중심으로 설명을 진행하여, 음식을 먹는 법, 신체정화 방법 등도 같이 언급한다.

2장에서 자세히 논의되는 것은, 1장(1·41)에서 72,000개가 있다고 여겨지는 나디nāḍī—쁘라나가 흐르기 위한 기도·맥관—에 대해서이다(후세의 『쉬바 상히따』에서는 35만 개라는 등, 나디의 수에 대해서는 이설도 있다). 나디는 생명의 근원적 에너지인 쁘라나prāṇa를 체내에 이끌기 위한 관이다. 나디 중 가장 중요한 것은 신체의 세로축, 다시 말해 척추의 안을 상하로 관통하고 있는 수슘나 나디suṣumṇā nāḍī이다. 체내를 흐르는 기도에 더러움이 달라붙어 막히면 모처럼의 쁘라나도 신체를 수직으로 가로지르는 수슘나 나디를 통할 수 없어, 요가의 궁극목표인 해탈을 달성할 수 없다. 수슘나 나디가 굽어 있어도 지장이 생긴다. 이들을 교정하기 위해, 삿뜨와(sattva=맑은 정신상태) 성질을 지니고 좌법, 조식, 무드라(나중에 설명), 반다(bandha=체내를 통하는 쁘라나 에너지를 일단 긴축·중단시키는 행법) 등을 수행해야 한다. 장애가 제거된 곳에 소정의 꿈바까를 수행하여 흔들리지 않는 마음을 만들어낸다. 꿈바까와 함께 3종류의 반다를 행하면, 처음으로 쁘라나는 수슘나 나디를 순조롭게 흘러, 대우주의 생명 에너지와 서로 통하게 된다.

3장은 무드라mudrā가 주제이다. 불교에서 보통 '무드라'라고 하면, 불상이나 보살상이 맺고 있는 특정한 손 모양을 가리키며, '인印', '수인手印', '인상印相', '인계印契' 등으로 번역된다. 요가수행자가 같은 모양의 인을 맺는 일도 있다. 그러나 『하타요가 쁘라디삐까』에 의한 무드라는 한마디로 정의하기 어렵다. 좌법과도 비슷한 몸짓을 포함하며, 조식, 꿈바까, 반다 등을 조합하여 행하면서 꾼달리니kuṇḍalinī를 각성시키는 것이다. 3장부터 4장(최종장)에 걸쳐서 꾼달리니의 개념이 나타난다.

끝으로 '라자요가'라는 제목의 4장이 나온다. 다시 쉬바신에게 귀명한 후, 하타요가를 거쳐 라자요가의 삼매에 들어가는 것으로 얻을 수 있는 위대한 효용 등이 해설된다.

꾼달리니(꾼달리)의 각성

『하타요가 쁘라디삐까』(3·98)에는 다음과 같은 말이 있다.

열쇠에 의해 문이 열리는 것처럼, 요긴은 하타요가에 의해 꾼달리니를 여는 것으로 해탈의 문을 열어야 한다.

꾼달리니kuṇḍalinī는 꾼달리라고도 불린다. 산스끄리뜨의 여성

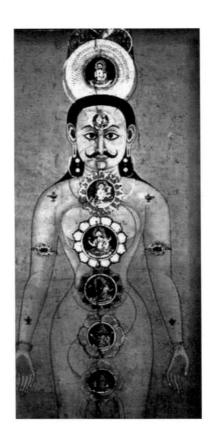

꾼달리니와 7개의 짜끄라

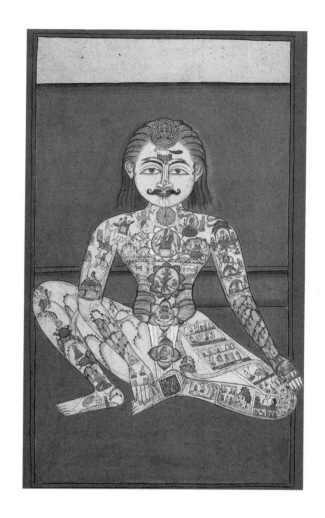

짜끄라

명사로, 여성으로 표상되고 있다. 이것은 인간에 거하는 신비적 잠재에너지(샥띠)이다. 꼬리뼈 부근에 있다고 하는 물라다라 짜끄라 mūlādhāra cakra에 뱀이 3바퀴 반 몸을 서린 형태로 숨어있다고 여겨진다. 그것을 각성시켜, 수슘나 나디를 따라 체내를 차례로 상승시켜나가, 최종적으로 정수리까지 밀어 올릴 때 해탈이 달성된다. 꾼달리니의 각성은 뱀을 부리는 사람이 코브라의 몸을 일으켜 분발시키는 모습으로도 비유된다.

『하타요가 쁘라디삐까』(3·108)에는 다음과 같이 말한다.

꾼달리니는 몸을 서린 뱀과 같다고 묘사된다. 이 샥띠를 움직이게 한 사람은 해탈자(묵따)임에 의심이 없다.

꾼달리니의 상승을 위해서는, 이다 나디iḍā nāḍī와 삥갈라 나디 piṅgala nāḍī를 정화하여 막힌 것을 풀어 활성화시켜야 한다. 이다 나디와 삥갈라 나디란 수슘나 나디suṣumṇā nāḍī의 옆을 평행으로 뻗어, DNA와 같은 이중나선으로 수슘나 나디와 바짝 붙을 수 있게 얽혀 있는 맥관을 가리킨다. 이들 한 쌍의 나선 형태의 나디는 각기 달(=음)과 태양(=양)에 비유되며(4·45), 또한 갠지스강과 야무나강에도 비교된다(3·109~110). 이다 나디와 삥갈라 나디는 볼 수 없다고 여겨지나, 각기 흰색과 붉은색을 하고 있다고 말하는 경우도 있다.

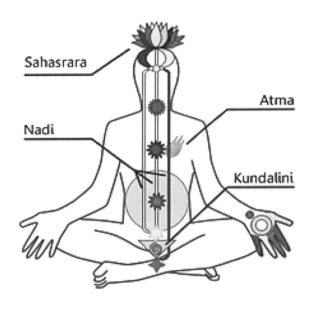

나디와 짜끄라

이들 두 개의 맥관이 관통될 때, 꾼달리니는 수슘나 나디를 따라 첫 번째 짜끄라cakra(심령에너지가 소용돌이치고 있는 장소)인 물라다라 짜끄라로부터 5개의 짜끄라를 차례로 활성시키면서 상승하여, 정수리에 있는 7번째의 짜끄라인 사하스라라 짜끄라 sahasrāra cakra(천개의 꽃잎으로 이루어진 연꽃에 비유된다)에 이르러 궁극의 삼매가 실현되어 해탈이 달성된다고 여겨진다.

이러한 수행이 결실을 맺으면 어떻게 되는가는 『하타요가 쁘라디삐까』(4·12)에서 다음과 같이 말한다.

쁘라나가 수슘나 나디 안을 흘러 마음이 공空에 들어갈 때, 이 요가를 아는 사람은 모든 업의 영향에서 해방된다.

이것이야말로 바로 라자요가가 목표로 하는 삼매의 경지다. 계속해서 『하타요가 쁘라디삐까』(4·108, 4·113)에는 다음과 같이 그 효용이 명문화되어 있다.

삼매와 결합된 요긴은 때(=죽음)에 의해 잠식되지 않고, 업에 의해 갇히지 않고, 어떠한 것에도 패배하지 않는다.

삼매와 결합된 요긴은 어떠한 무기에 의해서도 죽임당하지 않고, 어떠한 사람에게도 지배당하지 않으며, 주문이나 부적에 의해 해를 입지 않는다.

후자의 운문은 이 책의 5장에서 소개한 『요가 수뜨라』(2·35)의 내용을 연상시킨다. 다시 한 번 인용해보자.

(요긴에게) 비폭력이 확립되어 있으면, 그 사람이 있는 곳에는 누

구라도 적의를 포기한다.

요가수행은 철두철미 비폭력·불살생의 가르침에 기초를 두며, 또한 요가를 수행하면 상대의 적의도 소멸시킨다는 것을 알 수 있다. 그러나 실은 그것만이 아니라, 요가가 죽음을 극복한 경지, 생사를 초월한 지평으로 이끌어 준다는 것도 알려주고 있다. 4·13과 4·103에서는 다음과 같이 선언한다.

불사인 요긴이여, 당신에게 귀명歸命한다. 당신은 그 입 안으로 움직이는 것과 움직이지 않는 것 모두를 삼키는 '때(=사신)'를 극복했다.

모든 하타와 라야의 수단은 라자요가의 완성을 위해서다. 라자요가에 뛰어난 사람은 죽음을 극복한다.

'라야laya'란 호흡이 정지되고, 지각도 사라져, 몸과 마음이 움직이지 않게 된 상태(4·31)를 가리킨다.

꾼달리니는 샥띠(여성원리)이다. 그것을 회음부 가까이에서 수직으로 상승시켜 정수리에 있는 쉬바(남성원리)로 이끌어 맞부딪치게 하는 것은, 남녀 이원의 화합에 의한 지고의 경지를 실현하는 행위라고도 해석된다. 실제 『하타요가 쁘라디삐까』에는, 3장(무드라의 장)에서 성적인 개념이 빈번히 나타난다. 부인(요기니)과의 성교 후에 질 내에서 흘러나오는 정액을 다시 회수해야 한다(3·85~87)는 것이나, 정액의 보전에 의한 효용이 설명된다(3·88~90). 정액—딴 뜨리즘에서는 '정액(레따스)' 외에 '빈두(=방울)'라는 단어가 자주 사용된다—을 흘리면 죽음이 있고, 보유하면 불사가 있다고 한다(3·88).

비밀스런 요가 의식을 남녀 교합에 비유한 기술은 실제의 수행법을 반영하고 있다고도 말할 수 있다. 이러한 측면도 하타요가의 역사적 의미에서는 무시할 수 없는 중요한 것이다. 현대세계에서 실천되고 있는 요가의 대부분은 하타요가적인 실천에서 많은 것을 이어받고 있으나, 성적인 방법을 포함한 인도 역사사회에서의 하타요가와 널리 행해지고 있는 건강법으로서의 요가는 구별하여 생각할 필요가 있다는 점은 논쟁의 여지가 없다.

오히려 인도의 후기 불교(밀교라던가 딴뜨릭불교라고도 불린다), 특히 성적의례를 중시하는 좌도계의 유파에 있어서, 꾼달리니적인 관념은 불교적 전개를 보인다.

『게란다 상히따』와 『쉬바 상히따』 이후의 나타파派

스바뜨마라마 이후, 게란다Gheraṇḍa라는 인물이 썼다고 하는

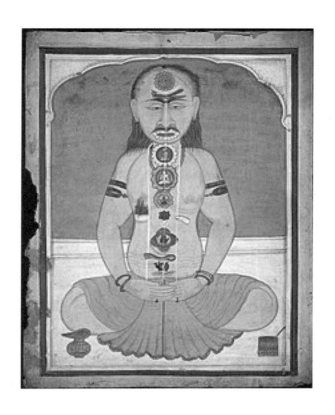

하타요가의 신체관

『게란다 상히따*Gheraṇḍa Saṁhitā*』(17세기?)나 『쉬바 상히따*Śiva Saṁhitā*』(17~18세기?) 등이 나타났다. 상히따는 '집성'을 의미한다. 이들은 모두 하타요가의 기초 문헌이 되고 있다.

그 가운데 『게란다 상히따』는 전 7장 351개의 운문으로 구성되어 있다. 요가의 가르침을 구하여 위대한 스승 게란다의 암자를 방문한 짠다 까빠리Chanda Kapali와의 문답이라는 체계를 취하여, 하타요가의 궁극적 의미가 설명되어 있다. 하타요가와 관련된 자세한 기술적 내용이 있기에 현대 요가에까지 큰 영향을 미치고 있다. 다만 저자라고 생각되는 게란다에 대해서는 실제로 아무것도 알지 못한다.

쉬바파의 성전 『쉬바 상히따』도 하타요가를 설명하는 비교적 짧은 문서로, 전 5장 645개의 운문으로 이루어지나, 저자는 확실하지 않다. 이 책은 나타파의 사상이나 방식을 알기 위한 필수 문헌이다. 늦은 시대에 성립된 요가 관계의 우빠니샤드 종류에도 하타요가를 설명하는 것이 많다. 『하타요가 쁘라디삐까』와 함께, 이 두 문헌은 사호다 쓰루지 박사가 일본어로 번역했고 이미 출판되어 있다.

나타파 스승들은 카스트의 차이나 차별에 비판적 태도를 지녔다. 이것이 결과적으로 왕족부터 불가촉민에 이르는 많은 신봉자의 획득에 도움이 된 듯하다. 무엇보다 카스트의 부정은 기존 권위나 규정된 제식에 의존하지 않고, 오로지 자신의 노력과 극기에 의한 궁극의 경지를 목적으로 하는 요가에 있어 본질적 의미를 지닌다. 인도에서 처음으로 나타난 위대한 요긴인 붓다나 지나도 의례주의와 카스트제도와의 차이를 주장하는 종교를 일으켰다. 그러나 카스트제도를 물리치고 시작된 불교와 자이나교도 시대가 지나가면서 마치 별개의 카스트집단처럼 되어 버렸다.

나타파에 대해서도 사정은 비슷하다. 그들은 직공, 방적공, 금속 가공인 등의 각각의 카스트를 넘어서 통합된 정체성을 형성했으나, 결국은 그들을 묶는 하나의 카스트와 같은 존재가 되었다고 한다. 진실이라기에는 짓궂은 역사라 하지 않을 수 없다. 사실 고락샤나타나 그의 스승이라고도 여겨지는 마츠옌드라나타도 네팔이나 티베트의 전승에서는 불교신자라고 받아들여진다.

요가수행자 집단과는 다르지만, 중세 남인도에서 반反의례주의나 반反카스트적 주장을 포함한 혁신적인 가르침을 주장한 쉬바교도들—비라샤이바vīraśaiva(링가야따lingāyata 모두)—또한 특정의 카스트집단을 형성하여 오늘에 이르고 있다. 그들은 자이나교 사상의 영향을 받았다고 지적되고 있다.

하타요가의 철학

『쉬바 상히따』 첫머리(1·1, 1·86)에 다음과 같이 말한다.

지혜의 열매는 영원하다. 그것은 시작도 끝도 없다. 그 외에 어떠한 실재도 존재하지 않는다.
이 세상에 나타나는 다양한 것들은 감각기관이라는 한정요인에 의한 것이다. 그것이 멸한 때에 모든 것은 소멸하고, 그 지혜의 열매만이 남는다.

이와 같이, 사물은 존재하지 않는다. 그들을 현현시키는 위대한
영광스러운 것(=브라흐만)만이 실재한다. 허구이며 실재하지 않
는 사물이 실재하는 것의 허상으로서 거짓으로 나타나고 있을 뿐
이다.

이는 8세기 샹까라Śaṅkara가 주장한 일원론사상(불이일원론不
二一元論)과 거의 다르지 않다. '한정요인'이란, 유일하며 광대무변
한 브라흐만(최고실재)이 다양한 현상이나 사물—다시 말해 '세
계'—로서 앞에 나타나는 원인·조건이 되는 것을 말한다.

『쉬바 상히따』를 보면 1장은 철학적 논의로 전개된다. 1장의 앞
부분에서는 포시布施, 제사, 행위, 이욕離欲, 순례가 궁극적으로는
무익하다고 설명하고 있어, 불이일원의 진리를 알고 요가를 수행하
는 것이야말로 해탈로 향하는 길이라는 점을 강조한다. 중반 이후
에는 불이일원론의 특징적인 개념을 사용하여 세계관이나 철학을
설명하고 있다. 2장부터 마지막 5장까지는 하타요가의 구체적인 사
고방식이나 실천방법을 상세히 설명하고 있다.

철학적으로 이야기하면 요가에는 원래 일원론적인 면이 있었다.
만유내재신론panentheism적인 경향을 지니고 있다고도 말할 수
있다. 세계는 유일한 것(절대적 실재)으로부터 시작해, 동시에 그것

에 내재되어 있다. 따라서 절대자는 우리에게 초월자인 동시에 내재자(=마음 깊은 곳으로부터 지배하는 것)이기도 하다. 이 절대적 존재는 '지적인 것'이다. 요가에 의해 자기를 깊게 함으로써 최후에는 순수하게 지적인 것과의 만남을 이룰 수 있다. 유일한 것으로부터의 세계의 전개와 그것으로의 귀일歸一을 강조하는 우빠니샤드 성전군에 '요가'가 처음으로 명료한 모습을 보이기 시작한 것도 우연이 아니다.

빠딴잘리의 『요가 수뜨라』에 이르러, 정신원리와 물질원리를 엄격히 구별하여 세계를 설명하는 상키야적 이원론의 짜임새를 받아들여 체계화가 이루어졌다. 5장에서 이미 해설한 바와 같다. 상키야적 요가라는 의미로 '상키야요가'라고 불리는 일도 있다.

후기요가(고전 이후의 요가)가 되면, 요가는 다시 일원론적 경향을 보인다. 우빠니샤드의 사상을 이어받은 인도의 일원론적 전통은 베단따학파를 구성하여 많은 학자를 배출하며, 그 후 결정적 영향을 행사한 사람 가운데 샹까라(8세기경)가 있다. 하타요가 등 후기의 요가는 한결같이 베단따적 특징을 갖추고 있는데, 특히 샹까라가 주장한 철저한 일원론 사상(불이일원론)으로부터의 영향이 강했다. 거기에서 '지혜'의 열매가 해탈의 수단이라 여겨진다. 자신의 마음 깊은 곳에 숨어있는 '지혜'로 도달하게 해주는 것이 바로 요가라 할 수 있다.

하타요가의 일원론一元論적 성격

『쉬바 상히따』 2장 첫머리 부분은 인체와 대우주와의 광대한 대비로부터 시작한다. 2·1에는 다음과 같이 말한다.

> 그 신체 안에 7개의 섬에 둘러싸인 수미산(=우주의 중앙에 치솟은 거대한 산)이 있고, 강이 있고, 바다가 있고, 산이 있고, 전원이 있고, 영주가 있다.

산스끄리뜨어의 원문에는 '강'도 '바다'도 '산'도 '전원'도 '영주'도 모두 복수형으로 되어 있다. 요컨대 우리의 신체는 이 모두를 간직하는 전 세계 혹은 전 우주 그 자체라는 것이다. 마찬가지로 2·4는 삼계(=욕계欲界, 색계色界, 무색계無色界. 다시 말해 천상천하의 전 세계) 가운데 존재하는 일체는 신체 안에도 있다고 말한다. 신체와 대우주가 호응하며 대응하고 있는 것이다. 마이크로 코스모스와 마크로 코스모스의 상즉相卽, 소우주와 대우주의 일치, 소아小我와 대아大我의 상동, 우주와 인체의 상이·대조라는 발상이다. 개인의 신체를 생리적으로 조작하고 제어하는 것은, 그것과 평행 관계인 대우주 자체를 제어하고 지배하는 것과 다름없다. 말하자면 자신의 호흡을 대지에 부는 바람과 동조시키고 일체가 되어, 자신과 전 우주와 조화·합일이 실현되는 것이다. 이는 신체와 우주의

'이원론'이 아니다. 양쪽은 본질적으로 같은 것이며, 서로 반향한다
는 점에서 바로 '일원론'이다.

『요가 수뜨라』에 기초한 라자요가가 요가학파의 전유물이 되지
않고 널리 사용된 것처럼, 하타요가도 입장을 초월하여 여러 유파
나 학파에 수용되거나 응용되었다. 쉬바신이 요가의 시조라고 여
겨지는 것은 사실이나, 힌두교가 한창인 시대에 들어서자 쉬바를
최고신으로 숭배하는 사람들—이를 쉬바파(샤이바Saiva)라 부른
다—에 국한되지 않고, 비슈누를 최고신으로 보는 사람들—비슈
누파(바이슈나바Vaishnava)—도 하타요가를 종교적 방법 안에 받
아들이게 된다.

하타요가의 계통에서는 딴뜨라요가라 불리는 많은 분파가 생
겨 밀교적인 꾼달리니요가의 수행법이 크게 발달하는 한편, 근대
의 요가 스승들 나아가 파워요가나 비끄람요가에 이르는 현대의
구루들에게 직간접으로 이어진다.

하타요가의 의의

빠딴잘리에 의한 라자요가가 정적인 요가체계라고 한다면, 하타
요가는 동적인 요가 체계이다. 또한 라자요가가 '마음의 요가', '명
상의 요가'라고 한다면, 하타요가는 '신체의 요가'이다. 다만 육체만

으로는 결코 충분하지 않다. 하타요가는 실천을 통하여 마음과 육체의 조화를 추구하는 체계이다. 아사나(자세), 쁘라나야마(조식법), 무드라(비의秘儀적인 집중기법이나 상징적 체위), 끄리야(행위, 기법), 반다(단단히 조이기) 등의 신체적 조작에 의해, 에너지의 통로를 개방하여, 그것을 기반으로 정신적 에너지를 해방·발산시킨다. 하타요가의 수련을 쌓으면 강함과 유연함이라는 육체적 효용뿐만 아니라 집중력과 같은 정신적 파워를 키울 수 있다. 전통적인 요가는 야마나 니야마 등의 윤리규범·행동기준의 준수에서 시작하여, 아사나나 쁘라나야마를 터득하여 명상에 들어가 해탈을 얻는, 요가 수행의 전 과정으로 짜인 체계이다. 깊은 명상의 조건이 되는 청정하며 강건한 심신을 만드는 것이 본래의 하타요가지만, 명상은 어찌 됐든, 건강이라는 측면만 고려해도 그 효용은 이루 말할 수 없다. 오늘날 많은 이들은 요가를 육체적·비정신적인 운동으로서 실천하고 있다. 요가 전체의 일부를 잘라낸 형태로 실천하고 있는 것이다.

건강과 관련된 요가의 이점으로 당뇨병, 천식, 관절염 등의 치료에 특히 효과가 있다고 여겨지는데, 하타요가의 효용은 옛날부터 여러 가지가 지적되고 있다. 『하타요가 쁘라디삐까』(2·78)에는 날씬해진다, 얼굴색이 개선된다, 눈이 밝아진다, 병이 없이 건강해진다. 정액의 제어(성욕의 조절)가 가능해 진다, 식욕이 증진된다, 나디가 정화된다는 등의 효과가 열거된다. 『게란다 상히따』 1장에도 기관의 정화에 의한 여러 가지 건강상의 공덕이 열거되어 있다.

하타요가의 연구와 실천

앞서 설명했듯이, 하타요가는 한마디로 '신체의 요가'다. 그러므로 정통 인도철학의 연구대상이 되는 일은 대개 드물었다. 종래의 전통적 인도사상의 연구자는 『요가 수뜨라』에 기초한 요가(아슈땅가요가)와 그 배후에 있는 철학이론에까지만 관심을 보인다. 인도철학 개론서에는 후기요가로서의 하타요가나 그 역사적 배경이 완전히 무시되는 경우도 많다. 요가에 대해서는 『요가 수뜨라』와 요가학파 부분에서 해석이 끝나고 만다. '신체의 요가'로서의 하타요가가 사상연구로부터 소외되어 왔다고 말해도 과언이 아니다. 하타요가의 길이 베단따의 가르침과 밀접한 관련을 보이고 있다는 사실은 이미 지적한 바와 같지만, 하타요가 관련 문헌에 나타나는 일원론사상에 대한 연구는 그다지 진전되지 못했다.

한편 오늘날 세간의 사람들이 연습에 힘쓰고 있는 요가의 대부분은 하타요가 계통에 속한다. 일반인에게 보통 연상되는 요가도 하타요가 계통이다. 여기서도 고전문헌으로 요가를 연구하는 사람과 요가 수련에 땀을 흘리는 사람들 사이에 커다란 괴리가 있다.

그러나 인도사상 연구가 서서히 진전되어 고대에서 중세로, 중세에서 근대로 연구 분야가 확대됨에 따라, 후기 요가(고전 이후의 요가)에도 점차 빛이 닿고 있다. 딴뜨리즘이라고 불리는 비교祕敎적인 힌두교를 이해하려면 하타요가를 포함한 후기 요가의 지식이 불가결하기 때문이다. 하타요가의 문헌 연구가 진전되고, 현대 요가를 실천하면서 많은 힌트나 뒷받침이 가능한 날도 그다지 멀지 않다고 생각된다.

싯다들에 대한 신앙

이제 싯다siddha에 대해 언급해보자. 요가의 궁극적 의미를 완벽히 터득한 사람을 싯다, 다시 말해 달인, 성취자라고 부른다. 싯다라는 말에는 요가의 완성에 동반된 신비력의 사용자라는 뉘앙스가 있다. 북인도의 전승에는 요가로 해탈에 도달하여, 희유의 신비력—신통이나 신변神變이라 불린다—을 획득한 84인의 위대한 싯다(마하싯다mahāsiddha)가 열거된다. 마츠옌드라나타와 고락샤나타가 대표적인 인물로, 그들은 거의 신격화된 존재다.

요가의 완성을 산스끄리뜨어로 '싯디'라고 하나, 그것으로 초래되는 신비력도 '싯디'라고 부른다. 일본의 밀교에서 '悉地(しっち)'라는 단어에 해당한다(일본 밀교에서는 아직도 '싯다'에 대해 '싯타(悉達)'라는 비슷한 소리로 표기한다). 인도의 불교, 특히 밀교화된 후기 불교

에서, 싯다나 싯다의 개념이나 신앙에 대한 중요성이 강조되고 있다.

요가를 통한 신통력의 획득은 '요가 수뜨라' 3장에도 자세히 나와 있다. 아슈땅가요가의 내적 부분(종제)을 실천하면 과거(전세)를 아는 힘과 미래에 대한 예지능력, 독심술, 은신술, 본인이 죽을 때를 아는 힘, 투시와 천리안, 별들의 운행이나 세계를 널리 아는 힘, 영체를 보는 힘, 공중을 걷는 힘, 신체로부터 불을 발하는 힘 등이 획득된다고 한다. 이러한 초능력은 요가의 최종 목적이 아니며, 오히려 사마디에 방해가 될 수 있다고도 못을 박고 있다(3·37).

신비력을 지닌 요가의 달인에 대한 신앙의 배경에는 인도 고대 이래로 불가사의한 힘에 대한 신앙이 있다. 또한 정신적인 스승에 대한 절대적인 귀의도 한 몫을 하고 있다. 하타요가의 전개에 의해 싯다에 대한 신앙이 생겨난 것은 아니다. 그것은 힌두교·불교의 차이나 북인도·남인도의 지역적 틀을 넘은 인도 종교문화의 심연에 뿌리를 두었다고 말할 수 있다.

남인도에서 '싯따르'라고 불린 사람들

북인도의 싯다에 해당하는 존재로서, 남인도·따밀지방에는 '싯따르sittar'라고 불리는 수행자들이 있다. '싯따르'라는 말은 산스끄리뜨의 '싯다'의 차용어로, 역시 '성취자'를 의미한다. 물론 북인도의 힌두교나 불교에서 보이는 싯다의 개념과 상통하고, 요가 전통과 관계있다는 사실은 일목요연하며, 남인도에서 독자적 전통의 확립과 발전의 자취를 보인다. 싯따르의 기원에는 수수께끼가 많지만, 역사상 명료한 모습으로 나타나는 것은 13세기경으로, 16~17세기에 걸쳐 더욱 번성하게 되었다. 현재에도 싯따르를 자칭하는 사람이나 싯따르로 간주되는 사람들이 있으며, 사람들 사이에 싯따르들이 뒤섞여 있다고 믿는 사람도 있다.

대부분의 싯따르는 쉬바의 신도이다. 그들은 기존의 종파 운동과는 선을 긋고, 신비주의적인 입장에서 최고신 쉬바의 신앙에 몰두하여 요가 수행을 쌓은 사람들이다. 권위적인 문학 규범에 구애되지 않고, 민요의 음율, 구어 표현, 통속 어휘를 자유롭게 녹인 시로 신을 찬양하며 노래했다. 그들의 시는 민중에게 사랑받았고, 싯따르들 자신도 서민의 인기를 얻었다. 그 시는 성적인 내용도 금지하지 않고, 그 당시까지의 시 쓰기 관행을 뛰어넘는 면이 있었다. 그들은 순수한 신앙을 추구하여 신상에 대한 예배나 카스트적 신분질서를 부정했기에, 자연히 정통파로부터 백안시되었다.

마찬가지로 싯따르도 초자연력에 대한 신앙과 결합되어 있다. 인간의 잠재능력을 강조하여, 요긴으로서 육체 단련과 불사의 실현을 지향하여 '초인'의 가능성을 추구했다. 간혹 무신론자라 취급되는 일도 있었다. 그들은 독자적 수행에 힘쓰는 한편, 특수한 약초와 각종의 기름을 사용한 의학·의료를 발달시켰다고 전해진다. '싯따르 의학'을 의미하는 싯따 마른두, 싯따 마룻뚜밤, 싯따 바잇디얌 등의 따밀어 이름으로 오늘날까지 계승되고 있다. 그렇지만 싯따르들 자신의 공헌 때문인지 아닌지는 분명치 않다.

그들은 화학 지식에도 정통해 금속을 황금으로 변화시키는 등 연금술에도 뛰어났다고 한다. 싯따르들 가운데에는 요가수행의 성취로 얻은 신통을 구사하여 과거나 미래를 예언하든가, 하늘을 날든가, 죽은 사람의 영혼을 산 사람의 신체에 되살리는 등 다양한 기적을 일으키는 능력을 지닌 사람이 있다고 한다.

남인도 따밀나두에는 전설적인 18인의 싯따르가 회자된다. 그 가운데 아밧띠야르, 띠루물라르, 쉬바박끼야르, 빳띠낫따르 등이 유명하다. 평등주의 성향을 지녀 폭정에 대한 민중의 저항운동에서 주도적 역할을 했던 일도 있었다고 하지만 자세한 내용은 알 수 없다.

17세기의 따유마나바르Tāyumānavar라는 성자도 이들의 계보에 속한다. 그는 따밀지방 중부를 다스리던 왕의 대신이라는 직책을 버리고, 종교·종파 간의 대립이나 인간사회의 차별에 반대하는 시를 지으며 살았다고 전해진다. 다음은 그의 시에서 발췌했다.

주여, 저는 모두의 행복을 기원하는 것 외에 아무 것도 모릅니다.
노여움을 억누르는 방법을 배우더라도,

기적의 힘을 얻더라도,

내 마음의 다스림을 잃으면

어떠한 값어치가 있으리까.

그는 요가로 얻는 것 중에서, 노여움의 조절이나 불가사의한 위력보다도 마음 그 자체의 제어야말로 중요하다고 말하고 있다.

따유마나바르의 평등사상은 나중에 나오는 19세기 성자 라마링가Ramalinga에게 계승되어, 20세기 이후의 지방정치의 동향에도 간접적인 영향을 미치게 된다. 저명한 역사학자 니라깐따 샤스뜨리(K. A. Nilakanta Sastri 1892~1975)는 따밀의 싯따르의 전통에 기독교나 이슬람교가 영향을 미쳤을 가능성을 시사하고 있지만 사실인지는 불명확하다.

요가와 연금술

중국(신선술)이나 유럽(연금술)과 마찬가지로, 일종의 유사 화학이 인도에서도 발달했다. 중국 등에서 화학 지식을 인도로 가져왔다는 설도 있으나 확실치 않다. 인도에서 연금술은 하타요가나 딴뜨리즘과 관련되어 있다. 인도에서는 예부터 화학을 라사야나 rasāyana(라사의 길)라 부른다. '라사'란 약초 등의 액즙을 가리키지만, 나중에 넓은 의미에서 수은 등도 가리키게 되었다. 라사야나의 역사는 불분명하나, 액즙에 대한 지식이 일종의 연금술로 발전하여, 광물 등의 무기물이나 약품·약물에 관한 지식도 점차 체계화되었다고 한다. 마술적 의료와 결부되는 경우도 있었으나 머지않아 힌두교, 특히 쉬바파의 종교적 실천에 흡수되었고, 수은을 사용하면서 쉬바신과의 합일을 목적으로 하는 수은파(라세 슈바라 다르샤나Rase Śvara Darśana)와 같은 종파도 생겼다.

이 유파의 존재는 14세기의 마다바의 저서 『전철학강요』 9장에 나오며, 16철학설의 하나로서 소개되고 해설이 추가된다. 거기에서는 하타요가의 한 분과로 취급받고 있다. 수은은 쉬바신의 종자(정액)라고도, 그 부인과의 결합에 의해 생겨난 불로불사의 영약으로도 여겨져, 치유, 소생, 젊어짐, 강한 정력, 회춘, 장수 등의 불가사의한 힘을 지니고 있다고 생각된다. 금은 자연계에서 가장 안정된 물질로서 '불사'를 상징하며 연상시키지만 고체라 인체에 넣을 수 없다. 그에 비해 수은은 안정적이며 복용도 가능하다. 이를 체내에 섭취하여 요가를 수행하면 신체를 수은과 같이 변하지 않으며 견고하게 만들어, 신적인 것을 다잡기만 하면 살아있으면서 해탈(생生해탈)을 달성할 수 있다고 한다.

자연계의 물질이나 신체를 자유롭게 조작하여 초자연적인 결과를 일으킨다는 점에서, 요가와 인도 연금술은 비슷한 측면이 있다. 요가수행자는 극기의 소산을 끊임없이 자기의 변용으로 향하

는 데 비해, 연금술사는 물질의 변성에 힘을 쏟는다. 이미 살핀 것
처럼 따밀의 싯따르와 연금술의 연관성도 지적되고 있다.

제7장

근대의 요긴들 - 요가와 '근대'의 만남

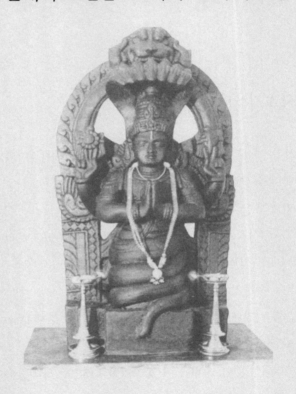

바라 요기의 다르샨

저자는 예전에 유학 생활을 했던 첸나이에서 야간열차와 버스를 갈아타며, 오리사에서도 가까운 안드라쁘라데쉬州의 문미디 바람 마을에 수십 년 동안 마시지도 먹지도 않고 묵언과 요가에 전념하는 전설적 수행자 바라 요기를 보러 간 적이 있다. 1980년대 전반의 일이다. 1년에 한 번(2~3월 경), 마하쉬바라뜨리라는 힌두교 축제 동안 낮과 밤에 한해 다르샨(다르샤나)이 있을 때, 사람들 앞에 모습을 나타낸다. 그렇다고 해도, 눈을 감고 오로지 명상을 하고 있을 뿐이다. 손톱은 몇 십 센티나 자랐고 머리카락도 자리에 길게 드리워져 있다. 그날은 가장 가까운 라자만뜨리역에서 마을로 특별버스 수십 대가 준비되어, 다르샨의 장소는 몰려든 신자들로 서로 밀고 밀리는 상태였다. 이 사람은 1930년에 불가촉민의 가정에서 태어나, 16세부터 이렇게 묵언과 요가를 수행하고 있기에, 바라 요기(=소년 요가수행자)라고 불리고 있었다. 먹지도 않고, 물도 마시지도 않은 채… 하지만 그것만으로도 풍채가 좋은 것이, 아무래도 이해하기 어렵다.

잠깐 동안의 다르샨 후에 그는 다시 방에 들어가, 마시지도 먹지도 않고 침묵의 요가수행을 계속한다. 방은 엄중하게 밖에서 잠그고 봉인된다. 다음에 여는 것은 1년 후가 된다. 그러나 유감스럽게 바라 요기는 1985년에 죽었다. 죽었을 때 방안에 유해가 없고, 성전 『바가바드 기따』만이 놓여 있었다고 한다. 그 후 어릴 때부터 함께 같은 형태의 요가를 해 온 동생 찐나 바라 요기(=작은 바라 요기)가 뒤를 이었다고 들었지만 지금은 어떻게 되었는지는 알 수 없다.

요긴들의 은하

인도에 한하지 않고, 세계에는 정말로 기라성과 같은 요가의 구루들이 존재하고 있다. 요가의 요소를 지닌 세계적 교단이나, 구루를 중심으로 독자적 요가를 실천하는 소규모 집단도 많다. '도사'라기 보다 '교조'라고 불러야 하는 사람들도 있다. 컬트의 창시자 또는 리더라고 부를 수 있는 사람들도 있다. 신인이라고도 칭해지는 카리스마 넘치는 오컬트적 스승들, 평가를 할 수 없는 구루들, 일시적인 인물, 물의를 일으킨 사람들도 존재한다. 붓다에 의해 요가가 만인에게 열려졌음에도 불구하고, 요가의 수행법이나 깊은 뜻이 베일에 가려져 있던가 단체의 내면을 예측하기 어려운 경우도 있다. 이러한 비의성秘儀性은 '모던 요가'를 담당하는 일부 사람들의 현저한 특징이기도 하다.

7장, 8장에서는 인도 국내외에서 커다란 지명도와 영향력을 지닌 구루와 그 단체를 중심으로 소개하도록 한다. 그러나 여기서 소개하는 사람들은 '기라성' 같은 구루 가운데 극히 일부라는 점을 미리 밝혀 둔다.

라마끄리슈나의 신비체험과 무분별삼매

근대의 요가수행자로 오로지 종교 세계에 몰입한 사람들이 있다. 그러나 그들이 당시 인도사회에 미친 영향력은 무시할 수 없다. 그 대표적 인물이 라마끄리슈나 빠라마함사와 오로빈도 고슈이다. 또한 라마끄리슈나의 법통을 계승하여 그 가르침을 세계에 넓히면서 사회봉사 방면에서도 눈부신 활동을 펼쳐나가, 후세에 절대적인 영향력을 남긴 사상가·수행자로서 비베까난다가 있다.

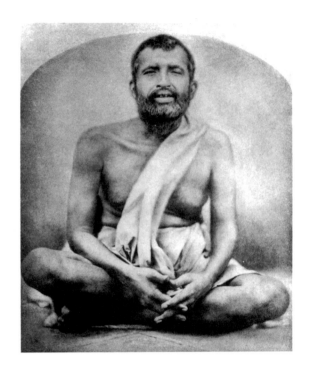

라마끄리슈나

라마끄리슈나와 비베까난다는 로맹 롤랑(Romain Rolland)의 뛰어난 평전을 통해 유럽에 소개되어, 유럽에서 근대 인도사상의 연구나 작품 번역에 큰 자극을 주었다. 막스 뮐러(Friedrich Max Müller, 1823~1900) 등의 비교종교학자·인도학자도 라마끄리슈나를 서양세계에 소개하는데 큰 영향을 미쳤다.

우선 근현대에 드물게 나타나는 종교적 천분을 발휘한 라마끄리슈나 빠라마함사(Ramakrishna Paramahansa 1836~86)에 대해 살펴보자. 그는 캘커타(현 꼴까따) 근교의 농촌에서, 지위는 높으나 가난한 브라만 집안에서 태어났다. 생년월일은 이설이 있으나, 1836년 2월 17일 태어났다는 설이 유력하다. 어릴 때의 이름은 고타돌(가타달)이라 하며, 후에 라마끄리슈나로 불리게 된다. 빠라마함사란 '최상의 백조'를 의미하는데, 이는 해탈을 달성한 사람에게 자주 부여되는 존칭이다. 그는 빈곤 때문에 정규교육을 받은 일이 없고, 영어도 산스끄리뜨어도 만족스럽게 할 수 없었다. 벵갈 지방의 소박한 사투리로 능숙한 비유를 구사하여 믿는 신에게 칭송의 노래를 주고받으며 가르침을 설했다.

17세에 아버지와 사별하고, 19세에 캘커타 교외의 도킹내셜(다크쉬네쉬와르) 사원에서 사제를 하고 있던 형의 곁에 몸을 의지하여, 그의 조수로서 일하게 된다. 어릴 때부터 신비적인 영감이 풍부했다고 한다. 최초의 신비체험은 7세였다고도 11세였다고도 전해진다. 깔리 여신상 앞에서 그는 몇 시간이나 망연자실한 상태에 있었다. 요가 용어를 사용하면, 바로 삼매에 잠겨 있었다고 할 수 있다.

넋을 잃고 있는 그의 모습을 보다 못한 집안사람들이 아내를 들이면 정상으로 되돌아오리라고 생각해, 사라다마니(사라다 데비)라는 소녀와의 혼인을 주선한다. 1859년 라마끄리슈나가 23세, 사라다마니가 6세(5세라는 설도 있다) 때였다. 그렇지만 결혼은 라마끄리슈나의 동정의 서약에 의해 육체적인 의미로는 끝까지 성취되지 않았다고 전해진다.

그의 종교체험은 어디까지나 특이한 것이다. 그는 자신이 숭배하는 깔리 여신을 눈앞에 대하는 견신체험을 하여 법열에 들어가, 자주 요가의 궁극적 경지인 삼매 상태에 이르러 의식을 잃었다. 깔리란 힌두교 여신으로, 쉬바의 부인이다. 피를 좋아하여 무서운 형상을 지닌 모습으로 묘사되는 일이 많다. 캘커타라는 이름의 유래로도 여겨지는 까리가뜨의 힌두사원에는 이 여신을 모시고 있다.

그리하여 라마끄리슈나는 결혼 후에도 숲에서 수행생활에 몰두했다. 요가와 딴뜨라 행법을 수련하고, 또한 그 위에 유행자遊行者 또다쁘리의 밑에서 샹까라의 불이일원론의 깨달음을 이루어, 무분별삼매(삼매 중에서도 완전히 자의식을 잃고, 대아와 일체가 된 상태)의 경지를 체득했다. 더구나 그는 요가의 여러 단계를 거치지 않고, 순식간에 삼매에 이르는 희유의 능력을 보였다.

그는 카스트 의식을 극복하기 위해, 굳이 불가촉천민의 생업인 도로청소의 노역에도 종사했다고 한다. 낮은 카스트가 조리한 것을 기쁘게 받았을 뿐 아니라, 불결이라는 관념을 초극하기 위하여 개똥도 먹었다는 믿기 힘든 전설마저 있다.

종교나 종파의 구별을 초극하려고 수피즘(이슬람 신비주의)의 수행법에 따라 이슬람의 진수를 다하고, 또한 기독교의 수행으로 예수그리스도의 비전을 얻었다고도 한다. 신비적인 직접 경험에 의하여 힌두교, 이슬람교, 기독교 등 세 가지를 체득하여, 그 정수를 접했다. 그는 이치로는 넘을 수 없는 교의나 관습의 차이와 모순을 깊은 요가체험을 통하여 몸을 가지고 초극하려고 했다.

이처럼 수많은 신비체험 끝에, 라마끄리슈나는 '모든 종교는 다른 길을 통하여 같은 신에게 도달한다'는 사실을 깨달아, '모든 종교는 진리이다'라는 탁월한 견해에 도달했다. '모든 강이 바다로 흐르는 것처럼, 종교의 차이는 궁극적으로 무의미한 것이다'라고 본질을 보는 경지에 도달한 것이다. 그에게는 끄리슈나신도 그리스도도 절대자의 현현이라는 점에서 차이가 없다. 그 절대자란 대아大我(아뜨만)이며 '어머니'이다. 그는 "형제에게 사랑을 설교해서는 안 됩니다. 사랑하십시오. 교의나 종교를 논해서는 안 됩니다. 종교는 하나밖에 없습니다. 모든 강은 바다로 흐릅니다. 나아가십시오. 그리하여 다른 사람도 나아가도록 하십시오"라고 말한다.

인도 철학에서는 '모든 강이 바다에서 하나가 된다'라는 비유를 자주 사용하나, 이는 원래 해탈에 의해 각각의 개아가 절대자(신)와 하나가 되는 것을 비유하는 상투적인 표현이다. 그런데 같은 비유가 근현대의 종교인에 의해 사용되는 경우에는 '이교나 이설도 결국에는 유일한 진리의 여러 가지 표현에 지나지 않다'라는 보편주의적 의미를 나타내는 경우가 많다.

라마끄리슈나의 곁에는 힌두교도 이외의 사람들을 포함하여 많은 이들이 모여들었다. 유능한 제자들도 많았고 감화력도 절대적이었다. 그러나 그 자신은 종교조직을 세우거나 운영하지 않았다. 어떠한 의미에서도 종교적인 의도와 관련이 없었던 것이다.

나에게는 어떤 종교를 보아도 모두 하나이다. 모든 것은 그 하나로부터 나오고 있다. 무성무상無性無相의 실재인 그분(=신)이 동시에 형상을 지니고 계시다. 여러 가지 다양한 형태가 되어 나타나고 계시다.

신에 대하여 논하고 있는 한, 신을 체득하기는 어렵다. 신에게 가까이가면 갈수록 논의도 이치도 필요 없게 된다. 신에게 도달하면 일절의 논의는 종식한다. 그때 삼매에 들어가 신과의 교류가 실현된다.

이와 같은 보편주의적 관념, 만물일체관, 비종파적 의식은 '구별'이나 '차별'의 피안에 달한 그의 심오한 요가체험에 기초한 확신에 뿌리를 두고 있음에 틀림없다.

인도에서는 고대부터 종교와 종파의 차이를 극복하는 사상이 종종 나타나지만, 인도적 종교체험의 근저에 있는 요가의 실천과 그에 의해 감득되는 경지가 이와 같은 초월적 사고를 이끄는 요인으로 분명 움직이고 있다.

이번 장과 다음 장에서 소개하는 근현대의 요가수행자들이 한결같이 종교·종파의 차이를 피상적인 것이라고 파악하며, 그들을 초월한 진리를 강조하고 있는 것도 마땅히 지적되어야 한다. 이것은 보다 광범위하게 제자와 공명자를 획득하려는 방편이라기보다, 깊은 요가의 실천에서 솟아나온 실질적인 느낌에 뿌리를 두고 있음에 틀림없기 때문이다.

비베까난다의 역할과 의의

라마끄리슈나는 틀림없이 이전에도 없었고 앞으로도 없을 요긴이었다고 말할 수 있다. 그러나 그는 기본적으로 벵갈어 밖에 이해하지 못했고, 격식 있는 강의나 설교를 행한 일도 없었다. 책도 저술하지 않았고, 실천의 방법도 온전히 인도적이었다. 탁월한 제자나 후계자들이 없었더라면 그 영향력은 국지적인 범위에 머무르고 있었을지도 모른다.

유능한 제자들 중에서도, 스승의 가르침을 전 세계에 퍼트려 그의 이름을 대단히 높인 사람은 뛰어난 제자 스와미 비베까난다(Swami Vivekananda 1863~1902)였다. 그는 수드라의 계층에 속한 오끄린 가야스또 출신이다. 아버지는 유복하며 진보적인 변호사였다. 비베까난다는 대학을 졸업하여 서구적인 교양을 몸에 지녔고 영어도 매우 능숙했다.

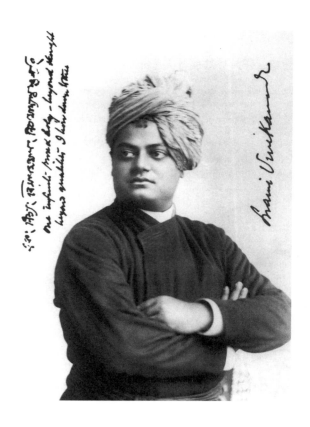

비베까난다

비베까난다는 한때 브라흐모협회(1828년, 람모헌 로이가 캘커타에
서 결성한 인도의 종교·사회개혁을 지향하는 단체)의 운동에 경도되었
으나, 17세에 라마끄리슈나와의 운명적인 만남을 한 다음 그를 스

승으로 받들게 되었다. 21세에는 아버지가 급사한다. 아버지가 생전에 행한 관대한 보시의 빚에 괴로워하며, 배를 주리고 방랑하는 중에 종교적인 확신이 생긴다. 23세에는 스승 라마끄리슈나와 마찬가지로 무분별삼매—현상세계의 의식이 사라지고 절대자와 하나가 되는 상태—를 체험했다. 스승이 죽기 5개월 정도 전의 일이었다.

1893년 그는 후원자로부터 자금을 지원받아 시카고 만국박람회에 동반하여 2주 가까이에 걸쳐 개최된 세계종교회의에 출석하여, 1896년 말까지 계속해서 구미 각지에서 인도의 정신적 이상을 설교하며 순회했다. 막힘이 없고 논리 정연한 그의 강연은 청중을 매료하며, 인도의 정신적·종교적 이상을 세계에 호소했다고 한다. 개회 당시 며칠 동안은 무명 사절에 지나지 않았으나, 회장에서 한 강연은 그를 순식간에 총아로 만들었고, 이후 미국 각지로 강연 여행을 하면서 명성은 더욱더 높아져 갔다.

시카고에서의 강연에서 비베까난다는 이렇게 말했다 —'힌두교의 브라흐만, 조로아스터교의 아후라 마즈다, 불교의 붓다, 유대교의 여호와, 기독교의 하늘이시며 아버지 되시는 하나이신 분이시여, 원컨대 모든 이들에게 영감을 내려주시기를', '나는 과거에 존재한 모든 종교를 인정하고, 그들 모두와 함께 신을 숭배한다.' 그는 정력적인 일련의 활동을 통하여, 위대한 스승 라마끄리슈나가 독자적인 요가체험 끝에 도달한 경지와 사상을 언어화하여 발전시켰다고 할 수 있다. 강연 곳곳에서 그가 청년시대에 강한 영향을 받은 브라흐모협회의 보편주의적인 사상 경향을 간파할 수 있다. 그런 의미에서 그는 라마끄리슈나의 제자 이상으로, 근대 인도의 아들이며 시대정신의 대변자·증언자였다.

그의 걸출한 감화력은 스승으로부터 받은 종교적 확신으로 인한 기술이기는 하나, 유례가 드문 설교 재능과 인간적 매력에서 유래하는 바가 크다. 그의 진정한 공헌은 스승 라마끄리슈나로 대표되는 요가 전통에 기초한 신비체험의 정수와 인도 3000년의 정신적 전통의 보편주의적 도달점을 명석한 논리와 선명한 설교를 통해 구미인의 마음에 직접 호소한 것에 있다. 그는 이상의 실현을 위한 조직 설립이나 운영 방면에도 희유의 역량을 발휘했다.

비베까난다는 1894년 뉴욕에 베단따협회를 설립한다. 귀국한 후, 1897년에는 스승의 가르침을 선양하도록 인도에서 라마끄리슈나미션을 창설한다. 그 후 그는 유럽과 미국 각지를 돌며 여러 곳에 센터를 설립하여 갔다. 현재는 전 세계에 백 개 이상의 센터에서 각기 파견된 스와미(스승)를 중심으로 차례로 활발한 활동을 펼치고 있다. 일본에는 일본베단따협회라는 조직이 그에 해당한다.

비베까난다는 국외에 머무르지 않고 인도 사회에도 커다란 족적을 남겼다. 봉사의 중요성을 설파하여 출판, 교육, 후생 등 라마끄리슈나미션의 사업을 통하여 사회의 향상에 미친 역할이 크다. 미션 활동에는 기독교의 박애와 봉사의 정신과 일맥상통하는 것이 있다. 특히 그와 미션 조직의 해외 진출은 이후 요가 스승들의 세계 진출과 활약에 하나의 모델을 제공했다고도 말할 수 있다.

비베까난다 자신도 탁월한 요가수행자였다. 그러나 그의 진가와 공적은 자신의 요가의 선양이라기보다, 스승의 요가체험에 기초한 깨달음을 확신을 갖고 전 세계에 퍼트린 사실에서 찾을 수 있다. 그는 인도적 복음을 해외에 적극적으로 선교한 선구자라고 말할 수 있다. 그 자신은 40세를 넘지 못하고 세상을 떠났지만, 그 후에 전개되는 요가 구루들의 해외 진출의 효시로서 자리매김할 수 있었다.

라마링가의 신비사상과 사회운동

남인도 따밀 지방의 성자 라마링가(Ramalinga Swamigal 1823~74)는 경건한 쉬바신도로서 카스트 차별의 해악을 호소하고 인간의 평등을 설파하는 보편주의적 사고를 주장하여 실천으로 옮긴 인물이다. 생후 얼마 안 되어 아버지를 잃고, 5세 때에 형을 따라 마드라스(현 첸나이)로 이주해서 살지만, 학교를 가지 못하고 형으로부터 가르침을 받았다.

혼자서 방에 틀어박혀 등불 앞에 앉아, 자아를 잊고 신에게 기도하고 있었다고 한다. 사마디에 더없이 가까운 종교체험이라고 할 수 있다. 9세에 무르간(스브라마니아)신을 찬양하는 노래를 짓는 등,

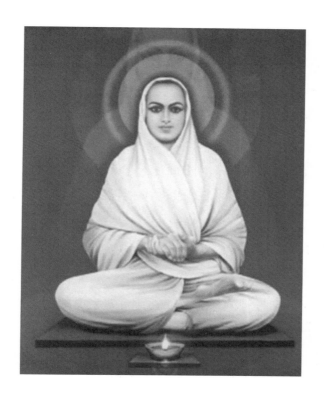

라마링가

어릴 때부터 희유의 종교적 재능을 보여, 12세경에는 종교인·문학인으로서 활동을 개시한다. 그는 마드라스 근교의 사원들을 방문하고는 신들에 대한 찬가를 만들고, 노래했다. 이들은 후에 약 6000개의 시로 이루어진 종교찬가집에 수록되어 근대 따밀의 힌두교를 대표하는 종교시문학의 하나가 되었다. 어떠한 노력이나 준비도 없이 신을 찬양하는 시가 그에게서 저절로 솟구쳐 나왔다고 한다.

라마링가는 35세 때에 마드라스를 떠나, 활동 거점을 따밀나두 중부 찌담바람 근처의 마을로 옮겼다. 그는 이곳에서 과거의 힌두 성자들이나 쉬바신을 노래한 많은 시를 짓고, 살아있는 것 전체에 대한 연민을 설파했다. 또한 1865년에는 스스로 가르침의 실현을 목표로 종교조직을 설립했다.

이렇게 가난한 사람에게 음식물을 베푸는 시설이나 무지의 추방을 위한 학교를 설립하고, 그 위에 절대자에게 기도하며 명상하기 위한 예배당을 건설하여 종교적 실천 활동이나 자선사업을 활발히 전개했다. 그의 사상과 운동은 산마르감(=올바른 길)이라는 이름으로 알려진다. 예배 시설 안에는 신상 대신에 신조, 종교의 차이를 묻지 않는 숭배의 대상으로 성스러운 등불이 놓여졌다. 그의 종교시집을 보면 신이 '빛'이나 '반짝임'으로 표현되고 있다.

이와 같이 종파성을 적극적으로 없애려는 태도를 관철했기에, 힌두교의 기성 종파로부터 강한 반목을 사게 되어 자주 소송을 당했다.

라마링가는 스스로 시를 대량으로 인쇄·출판하여 수입을 종교 활동에 충당했을 뿐 아니라, 책을 유포하면서 지명도를 높여 부동의 인기와 평가를 얻었다. 19세기 근대에 태어난 성자이기에 처음으로 효과적인 미디어의 이용이 가능했는데, 현대의 종교인이나 요가 구루들의 선구라 할 수 있다.

그는 자신의 죽을 날이 임박했음을 깨닫고 임종에 앞서 자기 방에 머물다가, 이윽고 홀연히 모습이 사라졌다고 전해진다. 그의 정신운동은 라마링가미션이라는 조직을 중심으로 한 실천 활동을 통해 지금도 계승되고 있다.

라마링가의 사상과 실천은 따밀 지방에서 숭배되는 싯따르들의 그것과 겹쳐진다. 싯따르란 요가에 숙달하여 신비력을 몸에 지닌 따밀어 신비주의 시인들의 총칭이다. 보편주의적인 경향이기에 타교도, 특히 기독교도 사이에도 숭배자가 많아, 기독교의 관점에서 연구되는 일도 적지 않다. 남인도의 라마링가가 생몰년도에 있어서 벵갈의 라마끄리슈나보다 10년 이상 앞선 것은 주목할 필요가 있다.

오로빈도 고슈와 인티그랄요가

오로빈도(Aurobindo Ghose 1872~1950, 제자들에게 슈리 오로빈도라 불린다)는 근대 인도의 수많은 사상가 중에서 구미에서 가장 많이 읽히고 연구되는 사람이다.

오로빈도의 경력은 라마끄리슈나의 그것과 비교하면 지극히 대

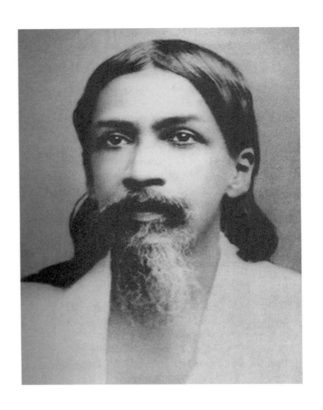

오로빈도

조적이다. 의사의 아들로 벵갈에서 태어난 그는 영국식 교육을 받은 후에, 7살에 영국에 건너가서 교육을 받고, 캠브리지 대학의 킹스칼리지에 들어간다. 그는 인도의 전통과는 완전히 연이 없이 자랐다고 할 수 있다. 캠브리지에서 그리스어나 라틴어의 책은 물론

서사시 『라마야나』나 『우빠니샤드』 성전의 번역을 읽고, 인도의 정신성에 눈을 뜨게 된다. 막스 뮐러가 편집한 총서 『동방성전 *Sacred Books of the East*』을 늘 접하면서, 일원론적 베단따 사상이야말로 서양의 무신론적 사조나 도덕의 퇴폐로부터 인도를 지켜낼 수 있다는 신념이 싹튼 것도 이 무렵의 일이었다.

그는 1894년에 귀국한 뒤 라마끄리슈나에게 경도되어 산스끄리뜨어를 배우고 『우빠니샤드』 문헌이나 성전 『바가바드 기따』를 시작으로 힌두 고전을 읽으면서 인도의 종교문화의 전통에 대단히 관심을 보였다.

당시는 '벵갈분할령'(1905년)을 둘러싸고 민족운동이 고양되던 시기와 맞물려 있었다. 영국은 이 법령으로 민족운동을 분단하기 위한 벵갈 관할지구의 분할통치를 기획하고 있었다. 이에 반대한 그는 민족운동에 몸을 던져, 체포 투옥되는 등 쓰라림을 겪었다. 이와 같이 그는 벵갈을 중심으로 하는 복고주의의 고조와 민족운동의 파도 양쪽에 몸을 던져 체험하는 파란만장한 반생애를 보낸다. 그는 일 년간의 옥중생활을 겪고 정치활동에서 물러나, 정신운동으로 크게 방향을 바꾸게 된다.

이러한 경위 후에 오로빈도는 1910년 4월 당시 프랑스령이었던 남인도 동해안 퐁디체리(퐁디세리)에 이른다. 이후 그곳을 거점으로 사색이나 저술에 힘써, 1925년경에 도장(아슈람)을 창설한다. 그 후 그는 아슈람의 운영이나 철학인·종교인으로서의 활동에 전념

한다.

방대한 저서인 『신성한 삶*The Life Divine*』 등에 나타나는 오로빈도의 근본 사상은 지극히 신비주의적이며 일원론적인 성격을 지니고 있다. 오로빈도는 서양사상을 비판했을뿐만 아니라, 인도의 여러 전통사상도 요가수행이라는 필터를 통하여 비판적으로 취사선택하며 일원론적 철학에 봉착한다. 그 일원론은 복수성을 허용하고 현상세계의 실재성을 긍정하는 것으로, 세계를 환영이라 여기는 샹까라(8세기)의 불이일원론과는 현저한 차이를 보이고 있다.

그에 의하면 궁극적 실재(절대자 브라흐만)는 유有·지知·환희歡喜라는 서로 다른 세 가지 원리를 통합한 것이다. 속성을 가지지 않으며(니르구나) 동시에 속성을 가지는(사구나) 것으로, 또한 그들을 초월한 것이기도 하다. 니르구나 브라흐만Nirguna Brahman과 사구나 브라흐만Saguna Brahman이란 영원한 실재의 대등하며 공존하는 양 측면이다. 인간은 요가 수행을 통해 자기 안의 브라흐만을 체험함으로써 자기를 전인격적으로 변용시키고 성화하여 초인이 될 수 있다고 말한다. 초인이야말로 마음대로 힘을 구사하여 인류의 구제에 관여해 신의 왕국을 실현할 수 있다고 한다.

이와 같은 목적에 도움을 주는 고도의 요가수행을 그는 인티그랄 요가(통합 요가)라고 부르고 있다. 산스끄리뜨어로 뿌루나요가 prūna yoga(완전무결한 요가, 완성된 요가)라고 부르기도 한다. 이런 요가를 통해서만 절대자 브라흐만에 도달할 수 있다고 주장한다.

나의 요가(=인티그랄 요가)는 세계나 생명과 절대로 관련이 없지 않다. 감각기관을 없애버리거나, 그 작용을 방해하지도 않는다. 내 요가의 목적은 성스러운 진리의 빛, 파워, 지복에 의하여 자기의 생명을 변용시키는 것이다. 이 요가는 세계에 등을 돌리는 고행의 요가가 아니라 성스러운 생명의 요가이다. 그에 비해 지금까지의 요가는 사마디에 들어가 세계와의 관계를 단절하는 목적만 달성할 수 있다. 『인티그랄 요가*The Integral Yoga*』(16쪽)

『인티그랄 요가』라고 제목을 붙인 그의 저서는 요가의 기법보다는 인티그랄요가의 배경이 되는 철학이나 지향하는 바가 자세하게 기술되어 있어, 그의 저서로 요가의 기술적인 부분까지 들어가 이해하는 것은 곤란하다.

초인사상에서 명백히 나타나듯, 그가 주장하는 요가는 개인 수양의 차원을 넘어 인류의 명운·진화에 관계되는 거시적인 차원을 지니고 있다. 요가를 통해 지향하는 것은 세계로부터의 퇴출이 아니라, 자기의 전면적인 변용이며, 세계의 근본적 변혁이다. 초인 교설 가운데 예로부터의 생生해탈자(살아있으면서 진리를 깨달아 해탈에 이른 사람)의 개념이나, 대승불교의 보살 이념의 근대화된 모습을 볼 수도 있다.

그는 힌두교의 본질을 인류의 구제를 표방하는 윤리적인 가르침이라고 파악하며, 모든 종교는 하나의 길로 통한다고 주장한다. 한편 그는 인도야말로 여러 국가의 구루이며 인류의 질병을 치유할 수 있는 유일의 존재로서, 특별한 임무를 지니고 있다고 주장한다. 그의 사상은 인도의 전통적 일원론 사상에 비판적으로 입각하여, 그것에 어떤 종류의 정치성을 더했다는 평가가 있는데, 신의 왕국의 실현을 설명하는 것이나 인류문명에 대한 인도의 파격적인 위치부여에서도 그 일면을 살펴볼 수 있다.

폰디체리에 있는 슈리 오로빈도 아슈람의 운영은 오로빈도가 살아있을 때부터 제자였던 이집트계 프랑스 여성인 미라 알파사(Mirra Alfassa 1878~1973)에게 사실상 맡겨졌으나, 스승의 사후 그녀가 운영을 혼자 도맡아 운동이 유지되었다. 그녀는 신의 화신 '어머니(마더)'라고도 숭배되었다. 폰디체리에는 지금도 오로빈도나 마더의 이상을 그리는 신자나 공명자들이 세계 각지에서 모여, 자족적인 공동생활을 하면서 종교적 실천을 계속하고 있다.

라마나 마하르시와 마하르시 아슈람

근현대 남인도에서 요가수행에 기초한 사색과 명상을 통하여 철저하게 일원론 사상에 도달한 고고한 성자가 있었다. 따밀지방의 라마나 마하르시(Ramana Maharshi 1879~1950)이다.

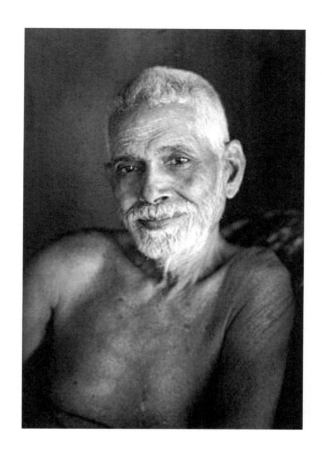

라마나 마하르시

그는 변호사의 차남으로서 마두라이에 태어났다. 브라만 출신으로, 본명은 벤까따라만이다. 17세 때에 죽음의 공포를 눈앞에서 겪는 신비체험을 거쳐 절대자에 대해 눈을 떠, 집을 떠나 따밀나두 북동부에 있는 아루나짤라('붉은 산'이라는 뜻으로, 따밀어로는 띠루반나 말라이라 부른다)라는 산에 은둔한다. 이후 죽을 때까지 반세기 넘게 한 발자국도 그곳을 떠난 적이 없었다고 한다.

아루나짤라산(해발 약 820미터)은 쉬바신의 몸 그 자체로서 민중의 신앙을 모으는 신령한 산이다. 그는 스승이나 책의 도움 없이 단독으로 수행을 계속하여, 내부에서 저절로 일어난 종교체험의 결정으로서 불이일원론 사상에 도달했다고 한다. 그에게 있어 아루나짤라산은 최고 실재 브라흐만의 상징이며, 신령한 산에 대한 숭배는 불이일원의 사상과 모순되지 않는다. 지혜(갸나)와 귀의(박띠)는 결코 대립하는 것이 아니다.

그는 신자의 요구에 응하여 따밀어로 쓴 약간의 저작만을 남겼다. 확실히 그 저작들은 그의 깨달음이 어디까지나 일원론적이었음과 동시에, 신에 대한 귀의로 관철되었음을 증언하고 있다. 남인도를 중심으로 마하르시는 지금도 사람들에게 존경받아, 제단 등에 그의 초상을 내건 집도 많다. 특히 브라만 등 상위 카스트의 사람들을 중심으로 존경을 받고 있다.

라마나 마하르시는 말하자면 근현대의 생해탈자이다. 브라만의 증표인 성스러운 매듭을 버리고 현세방기자現世放棄者(산야신)의 자세를 관철하여, 사회적인 발언을 하거나 사회사업, 정치운동에 일절 관심을 보이지 않았다. 그렇다 해도 그의 감화력에는 절대적인 것이 있어, 인도 내외에서 많은 사람들이 아루나짤라산으로 향하여 성자의 암자를 방문했다. 그러한 사람들 가운데는 힌두교도, 이슬람교도, 기독교도가 있었으며, 특히 융이나 모옴 등 유럽의 저명인도 포함되어 있었다. 서양인이 쓴 전기, 연구, 방문기의 종류도 많다. 산기슭에는 슈리 라마나아슈람(마하르시 아슈람)이 있다. 이곳은 마하르시가 만년을 지낸 장소로서, 여전히 외국인을 포함한 많은 사람들의 관심을 끌고 있다.

제8장

현대의 요긴들 – 요가 글로벌화의 궤적

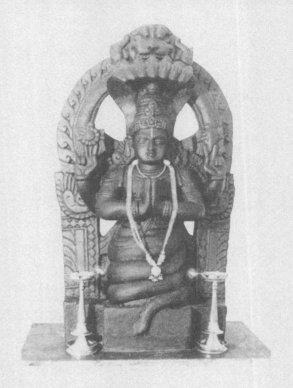

스와미 쉬바난다와 디바인 라이프 소사이어티

지금까지 소개한 인물들은 '힌두 르네상스'라 불리는 힌두교의 부흥기에 속하는 사람들이다. 이번 장에서는 차세대 구루들, 다시 말해 더욱 직접적으로 현대의 요가 붐과 연관된 사람들을 소개하겠다.

인도 정신의 각성과 재평가라는 커다란 흐름에 응하여, 인도 국내에서도 근대과학의 지혜나 방법을 도입하여 요가를 해명하고, 요가의 근대화를 꾀하는 움직임이 나타난다. 그 대표적 인물이 스와미 쉬바난다와 꾸발라야난다이다.

세계적인 요가 구루 가운데 하나로 여겨지는 스와미 쉬바난다 (Swami Sivananda 1887~1963)는 남인도 따밀나두 출신의 브라만이

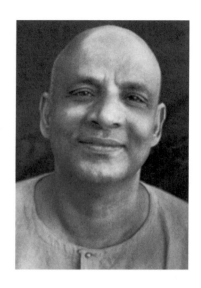

쉬바난다

다. 의학을 배운 후, 의사로서 부임한 말레이시아의 고무농장에서 오랜 기간 의료 활동을 하는 동안 인간 심신의 고뇌에 눈을 떠서, 인도로 돌아가 수행을 계속하여, 1923년에 세속을 떠나 현세방기자가 되었다. 그러나 그 후에도 작은 진료소에서의 의료 봉사활동은 계속되었다.

1932년에 스스로 사상운동을 위한 조직을 설립하여, 1936년에는 히말라야산 기슭의 리쉬께쉬에 쉬바난다 아슈람을 본부로 하는 디바인 라이프 소사이어티를 시작했다. 1948년, 마찬가지로 리쉬께쉬에 요가 베단따 삼림학원(포레스트 아카데미)을 설립했다. 이 조직을 통한 활동은 그의 세계적인 명성으로 이어졌다. 인도 국내는 물론, 스리랑카에서도 포교활동을 차례로 펼쳤다.

스와미 쉬바난다는 의사 출신이라는 점도 있어, 육체와 정신의 문제를 가장 중요한 과제로 하여, 약초를 모아 아유르베다(인도 고전의학)에 준한 의약을 만드는 등의 활동을 했다. 출판홍보활동도 매우 활발하게 전개했다. 300권이 넘는 책을 저술하고, 해외에도 보급을 도모했다. 그러나 일본에서는 그다지 책이 소개되지 않았다.

그의 요가는 아사나와 쁘라나야마(조식법)와 끄리야(일종의 정화법)의 단련을 계속하여, 심신을 같이 건강하게 만드는 것을 목적으로 하는 정통적인 요가이다. 모든 종교의 정수를 응축하고, 고대로부터의 요가 교리를 하나로 한 '통합된 요가'라고 한다.

쉬바난다는 카스트와 사상 신조의 차이를 중요하다고 인정하지 않고, 모든 종교는 동등하게 존중받아야 한다고 주장한다. 그는 수많은 유능한 제자들을 키웠다. 그들은 스승의 요가 선양에 다방면에서 커다란 공헌을 하면서 아슈람을 융성하게 이끌었다. 그의 아슈람에는 세계 각국에서 많은 사람들이 모여, 세계의 위대한 여러 종교로부터 동등한 가르침을 나누어, 하나로 총합할 수 있도록 모색이 이루어지고 있다고 한다.

쉬바난다는 걸출한 많은 제자를 지니는 혜택을 누렸다. 대표적

인물로 그를 이어 2대 대표가 된 스와미 찌다난다(Swami Chidan-anda1916~2008), 스와미 삿찌다난다(Swami Satchidananda 1914~2002), 스와미 사띠야난다(Swami Satyananda 1923~2009), 스와미 비슈누데바난다(Swami Vishnudevananda 1927~1993) 등이 있다.

찌다난다는 포레스트 아카데미 교수 및 학장으로서, 빠딴잘리의 『요가 수뜨라』를 강연하고, 라자요가의 보급에 노력했다. 한센병 환자에 대한 봉사활동으로도 유명하다. 여러 차례 세계여행을 하며 스승의 가르침을 각지에 알렸다.

삿찌다난다는 남인도 따밀나두에서 태어났다. 평범하게 취직하여 가정을 이루었으나, 일찍 아내를 잃고, 점차 정신세계로 기울어져갔다. 요가수행에 힘써 인티그랄요가 인스티튜트를 설립하여, 미국에서 요가의 보급에 주력했다. 그의 인티그랄요가는 개인의 신체와 정신의 여러 면을 증진하여 완전하고 조화로운 인간을 만드는 것을 목표로 한다. 이는 요가의 여러 전통을 통합하는 것이기에 인티그랄요가라고 부르고 있다. 그 궁극적 목표는 모든 인간의 타고난 권리·평등성을 인정하고, 각자의 차이를 넘어 정신적인 통합에 눈을 떠서 그것을 회복하는 것이다.

사띠야난다는 1943년에 쉬바난다 스승 곁에서 현세방기자가 되어, 그의 제자로서 출판 사업이나 홍보활동에 힘을 쏟았으나, 1955년에 스승의 곁을 떠나 남아시아 각지로 방랑 여행에 나선다. 그는

1963년에 인터내셔날 요가 펠로우십을, 이듬해에는 비하르 요가학교를 설립하여 요가를 가르쳤다. 1988년 스와미 니란자나난다에게 사업을 맡기고, 그 자신은 은거하여 빠라마함사 산야신(궁극의 현세방기자)이 되었다.

비슈누데바난다는 국제쉬바난다 요가베단따센터의 설립자로서 이름을 떨쳤는데, 특히 '하늘을 나는 구루'라는 이름으로 알려졌다. 북미 각지를 정력적으로 순회하며 요가의 보급에 노력했기 때문이다.

그밖에 이색적인 제자로서 베를린에서 태어난 캐나다 여성 스와미 쉬바난다 라다(Swami Sivananda Radha 1911~95)가 있다. 그녀는 파란만장한 반생을 거치고 쉬바난다 스승과 만나 1956년에 현세방기자가 된다. 그 후 다시 구미로 활동의 본거지를 옮겨, 스승의 요가의 정수를 구미 심리학 용어를 사용하여 번역·해설하고, 스승의 가르침을 서양에 널리 알리는데 공헌했다.

스와미 꾸발라야난다와 까이발랴다마 요가연구소

스와미 꾸발라야난다(Swami Kuvalayananda 1883~1966)는 서인도 구자라뜨에서 태어났다. 모국어는 말라디어이다. 아버지를 일찍 여위었기 때문에 어쩔 수 없이 고학을 했는데, 같은 주의 바로다 대

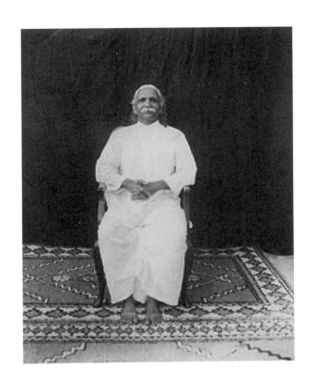

스와미 꾸발라야난다

학을 졸업하고, 인도의 전통 체육학을 공부한다. 당시 성행하고 있
던 애국적 정치운동에도 관여한다. 그 후 국립 깐데쉬 교육 사회대
학학장 등을 역임하던 중에 요가 연구를 쌓아, 마다바다스 스승으
로부터 요가의 비전을 전수받았다. 그는 40세를 넘어서 요가의 학
문적 연구에 종사하게 된다. 1924년에는 마하라슈뜨라의 로나블라

(뿌네 근교)에 까이발랴다마 요가연구소를 설립한다. '까이발랴'란 요가로 얻는 영적 자아의 독존 상태를 가리킨다. '까이발랴다마'란 '깨달음의 고향' 정도의 의미이다. 요가 정기간행물을 발간하여 요가 보급에 계속 노력하고, 연구소장으로서 요가의 과학적 연구나 지도·임상진료에 종사하여, 국내외에 지대한 영향을 주었다. 인도 각지에서 초청을 받아 지도에 종사했고 체육관계 심의회의 위원장 등을 역임했다. 요가연구소는 마하라슈뜨라주州로부터 원조를 받아 운영하고 있다. 이 연구소에는 요가 대학이나 병원도 부설되어 있다.

꾸발라야난다는 하타요가를 연구 대상으로 하여, 전통을 중시하면서도 합리적이며 과학적인 실천체계를 구축했다. 특히 그는 요가가 현대사회에 공헌할 수 있는 가능성과 방향성을 명시하여, 요가의 근대화에 힘썼다. 그가 체계화한 요가를 '로나블라계의 요가'라고 부르기도 한다. 로나블라계의 전통적 요가는 오늘날 인도에서 '요가'의 기준을 형성하고 있다.

그의 저작을 여러 언어로 번역 출판하는 프로젝트도 순조롭게 진행 중이며, 인도의 여러 언어에 머무르지 않고 세계 각국어로도 번역, 출판되고 있다. 꾸발라야난다 스승이 저술한 요가대학의 텍스트 『요가테라피』는 실천가 야마다 쿠니코山田 久仁子가 일본어로 번역하여 출간되었다.

여성수행자 아난다마이 마

현대의 여성 성자로는 아난다마이 마(Anandamayi Ma 1896 ~1982)가 두드러진다. 혹은 슈리 아난다 마로도 불린다. 본명이 니르마라 순다리 데비(Nirmala Sundari Devi)인 그녀는 벵갈(현재 방글라데시) 시골의 유복하지 않은 브라만의 집에서 태어났다. 부친은 독실한 비슈누 신자였다. 그녀는 주위의 사랑을 받으며 자랐는데, 대부분이 이슬람교도로 이루어진 마을사람들로부터도 사랑받았다고 한다. 그녀는 사망 후 오늘날까지도 그 지역의 무슬림들로부터 자랑으로 여겨지고 있다고 한다.

그녀는 유아혼의 관습에 따라 12살의 어린 나이에 결혼한다. 오로지 가사를 돌보면서도 정신세계에 대한 관심을 끊기 어려워, 특정 스승이나 경전에 의하지 않고 혼자 요가수행에 몰두하는 동안에 깨달음을 얻었다고 한다. 저절로 신의 이름이 갑자기 술술 나와, 어떠한 예비지식도 없이 요가의 아사나를 몸에 익히게 되었다고 한다. 명상하는 그녀의 신체에 후광이 비치고, 외치는 말에는 신성한 울림이 어렸다. 희유의 요기니로서 평판이 퍼져, 성자로서의 명성이 점차 확립되어 갔다. 사마디 상태에 있는 그녀를 둘러싼 다수의 기적과 일화는 아직도 전해지고 있다.

그녀는 책을 쓰지 않았다. 격식 있는 장소에서 가르침을 설한 일도 없이, 여러 사람으로부터 질문에 답하는 형태로 요가체험의 깊

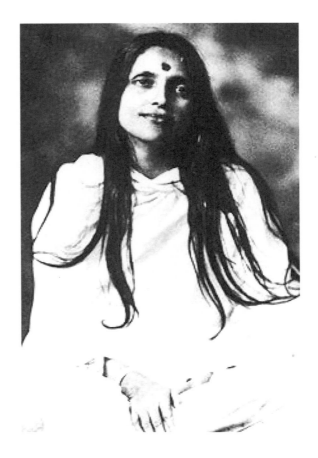

아난다마이 마

은 뜻을 넌지시 말하곤 했다. 그것은 불이일원론적이라고도 한다. 어느 날 '당신은 신인가'라고 묻는 아일랜드인 저널리스트의 질문에 대하여, 그녀는 이 세상에는 신 이외에 어떤 것도 존재하지 않고, 모든 것이 신의 형태라고 대답했다고 한다. 믿는 종교를 묻는 질문에는, '나도 당신과 마찬가지로 기독교도라고 하면 기독교도이고, 무슬림이라고 하면 무슬림이다'라고 미소 지으며 대답했다.

그녀는 1929년 다카에 최초의 아슈람을 창설한 것을 시작으로, 꼴까따, 바나라스, 우린다반, 뭄바이, 하리드와르 등 인도 각지에 거점을 짓는 한편, 외국에도 적극적으로 진출했다. 그녀는 살아있었을 때부터 신의 화신으로 여겨져, '아난다마이 마(=환희에 넘친 어머니)' 또는 단순히 '마더지', '슈리 마', '마' 등으로도 불리며, 신자로부터 두터운 신임을 받았다.

그런데 '포옹하는 여성성자'로서 알려졌으며, 남인도 께랄라를 거점으로 일본이나 미국에 아슈람을 지니고 활동하고 있는 마더 암리따난다 마이(통칭 암마, 1953~)는 다른 사람이다. 이름이 비슷해 혼동하기 쉽다.

빠라마함사 요가난다와 끄리야요가

다음에 열거하는 최근의 구루들은 인도 국내보다는 국외에서 커다란 명성을 쌓아, 해외에 많은 제자나 찬동자를 얻은 사람들이다.

빠라마함사 요가난다(Paramahansa Yogananda 1893~1952)는 서양에 진출한 최초의 요긴 가운데 한 명이다. 그는 북인도 웃타르쁘라데쉬의 고락쁘르에서 벵갈계의 끄샤뜨리아 가정의 8형제 중 4번째로 태어났다. 아버지는 엄격하고 금욕적인 인물이었다. 어머니는 가난한 사람들에게 아낌없이 베풀어 주는 여성이었다고 한다.

그는 구미에서 베스트셀러가 된 『어느 요기의 자서전*Autobiography of a Yogi*』(『요가수행자의 일생』이라고도 함, 초판 1946년 간행)의 저자로서 알려졌다. 일본어로도 번역된 유명한 책이다. 신에게 자각하는 과학적 방법으로서의 끄리야요가를 선양하여, 1920년에 '자기각성 펠로우쉽'(Self-Realization Fellowship, 자기실현동지회라고도 함)을 설립한 성자로서, 인도보다 미국에서 훨씬 지명도가 높다. 이는 제2차 세계대전 이전에, 미국에서 가장 크고 영향력을 지녔던 힌두교 종교운동이었다.

5장에서 설명했듯이, '끄리야요가'란 8부문으로 이루어진 요가(아슈땅가 요가) 체계로 '행사요가'로 번역되어, 평소에 행해야 하는 5가지 권계 항목 중 3가지인 고행, 독송, 신에게의 기도를 가리킨다. 그러나 요가난다가 의도하는 끄리야요가는 이와 다르다. 꾼달리니 요가 계열에 속한 것으로도 여겨지나, 자서전의 한 구절을 빌리면 '어떤 행위 내지 의식(끄리야)에 의한 무한자와의 일치(=요가)'를 말

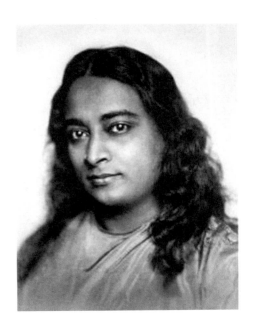

요가난다

한다. 이 기술을 충실히 지키는 요긴은 인과의 사슬, 다시 말해 까르마의 법칙에서 영원히 해방된다고 한다. 인간의 혈액에서 탄소를 없애고 대신에 산소를 채워, 뇌액이나 척수중추를 새롭게 하여 조직의 노화를 방지한다고 한다. 이렇게 해서 죽음에 대해 승리자가 될 수 있다고 한다. 그의 자서전을 보면 이 요가에 대하여 더 이상 자세한 설명은 없다.

육체와 정신의 진실한 지배자가 된 요기는,

마침내 인생 최대의 적인 죽음에 대해서도 승리자가 된다.

그는 캘리포니아에서 사망했으나, 그 유해는 사후 몇 십 일이 지나서도 조직에 부패의 조짐이 일절 나타나지 않고, 성스러운 광채로 빛났다고 한다. 냄새가 나는 일도 없었다고 한다.

미국에서의 그의 활동은 1920년에 전미 각지를 강연여행을 하며 순회하던 시기로 거슬러 올라간다. 1925년 로스앤젤리스에 끄리야요가를 실천하는 요가 인스티튜트를 설립하고, 그 후에도 정력적으로 구미를 방문하여 활동을 전개한다. 한때 미국에서의 신자 수는 15만 명을 헤아려, 150개의 센터가 있었다고 하나, 교조의 사후 급속히 쇠퇴했다. 그러나 그의 자서전은 미국에서 1960년 대 항문화가 부상하면서 다시 주목받게 되었다. 그는 힌두교와 기독교의 융화를 열심히 설한 것으로도 알려져 있다. 1914년에 일본에도 방문했다.

그런데 빠라마함사 요가난다는 자서전에서 전설적인 요긴 바바지(Bābāji)를 언급하고 있다. 그는 바바지를 '신의 화신', '근대 인도의 그리스도'라고도 부르고 있다. 바바지는 끄리야 바바지 나가라잔(Kriya Bābāji Nagarajan)이라고도 한다. 3세기 초에, 남인도 따밀나두에서 태어났다는 전설도 있다. 그는 히말라야의 오지에서 지금도 요가를 수행하는 신인으로, 샹까라(8세기)나 까비르(Kabīr

15~16세기)에게 가르침을 줌과 동시에, 신을 잃어버린 현대인을 위해서 끄리야요가의 비법을 요가수행자 라히리 마하사야(Lahiri Mahasaya 1828~1895)에게 전했다고 한다. 라히리 마하사야는 슈리 육떼슈와르(Sri Yukteswar 1855~1936)에게 가르침을 전했다. 빠라마함사 요가난다는 이 육떼슈와르의 직계 제자에 해당한다.

또한 남인도의 인기배우 라지니깐트가 주연한 따밀어 영화 "바바"(2002년)에 나타나는 히말라야의 대성자가 이 바바지이다. 나도 참가했던 인터뷰 중에 라지니깐트 자신도 매년 히말라야 산속을 방문하여, 수행자들과 함께 요가수행에 전념하고 있다고 답했다.

마하르시 마헤쉬 요기와 초월명상(TM)

마하르시 마헤쉬 요기(Maharishi Mahesh Yogi)는 본명이 마헤슈 쁘라사드 바르마(Mahesh Prasad Varma 1917?~2008)라 한다. 생년월일을 포함하여 그의 반생애에 대한 자세한 경력은 확실하지 않다. 중앙인도의 맛디야쁘라데슈에서 태어나, 알라하바드 대학에서 물리학을 배웠다고 한다. 저명한 스승을 따라서 13년간 수행하여 요가를 마스터하고, 독특한 수법을 개발한다. 그것이 초월명상(트랜센덴셜 메디테이션)이다. 앞 글자를 취하여 TM으로도 알려진다. 그러나 그의 종교체험·신비체험의 진상은 확실하지 않다. 하타요가와 같은 신체적 요가가 아니라 명상 중심의 요가임은 확실하다. 스트레스의 완화나 정신의학적 효용도 강조되어, 그것을 증명하는 과학적인 실험 등도 시도되었다.

초월명상이란 자기의 본성은 지복과 다른 것이 아님을 명상에 의해 경험하고, 신의 의식에 도달하는 기술이라 한다. 구체적으로 눈을 감고 특정의 만뜨라를 외우면 서서히 신경활동은 억제되고, 의식을 깊은 곳으로 이끌어 지고의 경지에 도달된다고 한다. 지극히 단순한 것이지만 그 구체적인 방법은 비밀로 전해지며, 입문식을 받지 않고 자기 방식으로 행할 수는 없다. 이 초월명상은 용이하게 각성(깨달음)에 도달하는 방법으로서 곧 서양에 받아 들여져, 그는 일약 정신계의 총아로 등장하게 된다.

1959년 처음으로 그는 미국 본토를 방문하고 유럽도 방문한다. 그 후 1968년에 그의 가르침에 관심을 가진 비틀즈가 리쉬께쉬에 있던 그의 아슈람을 방문하여 2개월간 머물렀다. 이를 계기로 그의 인기와 지명도는 단숨에 부동의 것이 된다. 비틀즈가 직후에 발표한 앨범이 유명한 "화이트 앨범"이다. 다만 비틀즈의 멤버들은 머지않아 그와 거리를 두게 되었다고 한다.

마헤쉬 요기의 초월명상 운동은 순조롭게 흘러, 구미 각지에 명상센터가 만들어지고 대학이나 연구소 등도 설립되었다. 1976년부터 운동은 10개의 부분으로 이루어진 '각성의 시대의 세계기구'로 조직화되어, 최대한의 개인의 잠재력 개발, 이상적 교육의 추구, 개

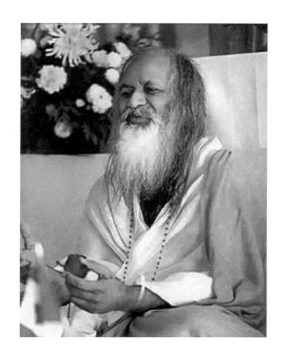

마하르시 마헤쉬 요기

인·가정·사회의 완성, 현생에서 인간의 목표 도달 등을 지침으로 하여 활동하다가 1990년에 본부를 스위스에서 네덜란드로 옮겼다. 교육기관, 연구소 등을 설립하여, 세계 100곳 이상에서 적극적·다각적인 활동을 전개하고 있다. 일본에도 마하르시 종합연구소라는 관련 단체가 있다.

그의 교단은 교단의 존재 자체가 세계 평화와 조화를 이루도록 공헌하고 있다고 주장한다. 교단은 그 운동이 '종교'라고 인식되는 것을 싫어해, 세계의 많은 종교에 걸쳐 실천자가 있다는 사실을 강조하고 있다. 확실히 이 운동을 지지하는 사람들은 서양인도 많아, 민족의 차이를 넘어 신봉자를 모으고 있는 것은 사실이다.

한때는 신자가 500만 명이라고도 600만 명이라고도 했으나, 그의 사후 조직은 급속히 쇠퇴하는 듯하다. 2008년 봄에 방문한 일본 TBS텔레비전 취재팀은 그의 활동의 중심지였던 리쉬께쉬의 아슈람이 지금은 폐허와 마찬가지가 되었다고 보고하고 있다. 리쉬께쉬로만 본다면 쇠퇴는 감출 수 없는 듯하다.

라즈니쉬(OSHO)와 명상 코뮌

마헤쉬 요기의 운동과 함께 많은 서양인이 지지하는 것으로 라즈니쉬 교단이 있다. 라즈니쉬 자신은 사망했으나, 뿌네에 있는 그의 코뮌은 여전히 구미인을 중심으로 젊은이들이 변함없는 성황을 보이고 있다. 마헤쉬 요기의 경우와 비교하면, 신자의 연령층이 전반적으로 낮은 것이 특징이다.

라즈니쉬(Rajneesh 1931~90)는 나중에 바그완 슈리 라즈니쉬(Bhagwan Shree Rajneesh 혹은 바그완 라즈니쉬)라 했고, 말년에는 오쇼[8]라고 이름을 바꿨다. 본명은 라즈니쉬 찬드라 모한이며, 맛디야 쁘라데쉬의 자이나교도 가정에서 태어났다고 한다. 대학에서 인도 철학을 공부하고, 잠시 철학 강사를 했던 시기도 있었다. 1966년 이후 순회강연을 하며 돌아다녔는데, 전통적인 생각을 의도적으로 무시하는 과격한 내용으로 이목을 이끌었다.

처음에 인도인 나중에는 서양인들이 제자로서 참가해, 1974년 에는 뿌네를 근거지로 아슈람—그의 운동단체에서는 코뮨이라고 늘 즐겨 부른다—을 열었다. 각국에서 모인 신자들은 아슈람 안이 아닌 근처의 아파트 등을 빌려 거주하며, 아슈람에서는 명상, 라즈 니쉬의 강연, 다르샨(라즈니쉬와의 접견), 심리요법 등이 행해졌다. 프 리섹스가 뒤섞인 비밀의식에 대한 풍문은 지금까지도 끊이지 않는 다. 코뮨에 가입할 때에 다른 여러 조건과 함께 에이즈 검사가 부과 되는 것도 외부로부터 의심을 낳는 결과가 되었다. 실제로 성적 행 위를 포함한 요법이나 행법도 행해지고 있었던(있는?) 듯하다. 그의 방법론은 서양의 심리요법과 동양의 전통적 명상법과의 통합에 기 초를 둔 것이라고도 한다.

코뮨의 활동내용이나 그것에 대한 소문은 뿌네의 시민이나 종 교계로부터 강한 비판을 불러일으켜 교단에 대한 평판을 깎아 내 렸다. 각종 범죄행위도 표면화되었기에 여러 가지 다툼도 발생하게

---

8   和尙, 수행자라는 뜻

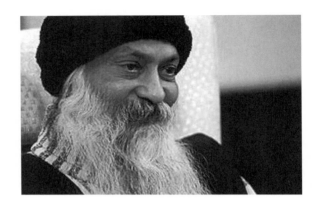

라즈니쉬

되었다. 인도 정부도 라즈니쉬의 사회통념에 반하는 언동이 사회적 불화로 발전할 수도 있다고 보고, 그의 체포를 눈앞에 두고 동정을 자세히 주시했다. 사법기관의 움직임을 알아차린 라즈니쉬는 돌연히 미국으로 출국하여, 서해안 오레곤주로 활동거점을 옮겼다. 그러나 미국에서도 지자체나 지역주민과 많은 마찰을 불러일으켜 연방정부로부터 백안시되었기에, 어쩔 수 없이 국외 퇴거를 하게 되었다. 분쟁 끝에 그는 1985년에 인도로 돌아온다.

이따금 라즈니쉬의 강연을 인도의 텔레비전에서 본 적이 있다. 목소리를 거세게 하는 일도, 감정이 극에 달하는 일도 없이, 종잡을 수 없으며 더듬더듬한다는 인상을 받았다. 적어도 침착한 '철학인'이나 '종교인'이라는 인상과는 멀었던 기억이 있다. 그의 사상은 많은 근현대 성자와 마찬가지로 일원론적 성격이 강하여, 특별히 개성적이지 않다. 그가 내외로부터 다수의 신자를 끌어 모은 것은 가르침 자체라기보다는 그의 능숙한 말솜씨와 관련되어 있을 것이다.

그의 설법은 정리되어 수많은 책으로 판매되고 있으며, 그 육성이나 표정은 몇 편의 비디오에 수록된 영상과 음성에서 접할 수 있다. 지금도 관람객이나 방문객으로 활기를 보이는 아슈람 내방자 접수처에서 모두 구입이 가능하다. 아슈람 내부 견학 관광도 짜여 있어 명상에 빠진 신자의 모습이나 대나무로 우거진 고요하고 편안한 내부의 모습을 직접 확인할 수 있다.

그의 요가는 때로 딴뜨라요가(비교秘敎요가)라 지칭되지만, 라즈니쉬 자신이 '요긴'이라는 이름으로 언급되는 일은 적다. 그러나 그 가르침과 실천을 보면 독자적 또는 자유로운 형태로 인도 요가의 요소를 취하고 있음은 의심의 여지가 없다.

근대 구루는 사후에 교단이 현저히 쇠퇴하는 경우와 그렇지 않은 경우가 있다. 라즈니쉬 교단은 후자에 속한다고 할 수 있다. 그가 저술한 명상서도 있다.

스와미 박띠베단따 사라스바띠와 끄리슈나 의식국제협회

미국을 중심으로 선풍을 일으킨 운동으로 '끄리슈나 의식국제 협회(ISKCON International Society for Krishna Consciousness)'도 있다. 그것이 일으킨 정신운동을 '끄리슈나 의식운동'이라 부른다. '하레 끄리슈나운동'이라고도 한다. '하레'는 '하리신', '끄리슈나'는 '끄리 슈나신'의 호격이다. '하레 끄리슈나'는 '하리신이여, 끄리슈나신이 여'라고 부르는 것이지만, 하리도 끄리슈나도 따지고 보면 같은 신 격(=비슈누)을 의미한다.

1960년대 후반부터 70년대에 걸친 시기에 미국의 히피들에게 인기가 있어, 개성적인 신자들의 등장과 행동은 뉴욕 이스트빌리 지 특유의 풍물시로까지 되었다. 뉴욕을 무대로 한 우디 알렌의 영 화 등에도 머리를 기른 백인 젊은이들이 주인공들 뒤에서 춤추는 모습이 등장하기도 한다.

이 운동은 바이샤 출신으로 꼴까따 출생의 아바이 짜란 데(Ab-hay Charan De 1896~1973)라는 인물이 시작했다. 그는 나중에 교 조로서 스와미 박띠베단따 사라스바띠(Swami Bhaktivedanta Saras-vati)라는 이름을 내세웠으며, 또한 말년에는 슈릴라 쁘라브빠다라 는 이름으로 불리게 된다. 그는 벵갈의 성자 짜이딴야(Caitanya 15~16세기)가 찬양한 비슈누 숭배를 인도 국외에도 확대하려 한 박띠싯단따 사라스바띠의 제자가 되어, 사업가로서의 생활을 버리

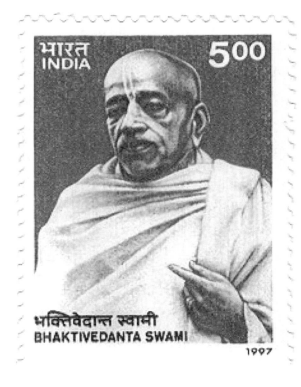

스와미 박띠베단따 사라스바띠

고 결혼도 해혼하며 운동에 뛰어들기로 결심했다. 1950년대, 그가
50대의 일이었다. 그것은 매우 늦은 시작이었다. 당시 그의 스승의
운동은 영국 등 국외에서도 찬동자가 있었지만 아직 큰 성과는 얻

지 못했다.

박띠베단따가 미국에서 본격적인 포교를 결심한 것은 실로 70세 가까이 되었을 때였다. 게다가 거의 무일푼으로 여행했다고 한다. 그러나 곧 많은 찬동자들이 나타나, 1966년에 뉴욕에 협회 본부를 설립한다. 그는 스승의 뜻을 이어받아 열성적으로 활동하여, 곧 미국인을 중심으로 수천 명의 신자를 얻고 60권이 넘는 책을 저술했다. 그의 정력적인 활동이 주효하여, 운동은 순식간에 크게 성장했다. 그 사이 설립된 센터는 1000여 개에 이르렀다. 운동의 급성장에는 박띠베단따 자신과 주변의 노력은 물론이고, 비틀즈의 존 레논과 조지 해리슨, 특히 조지 해리슨의 공헌이 컸던 듯하다.

그는 차, 커피, 담배, 마약 등을 금지하고, 채식주의를 권장했다. 불륜이나 도박도 금지했다. 힌두의 성전 『바가바드 기따』를 읽고, 머리를 깎고, 사프론 색의 의상을 입고, 산스끄리뜨의 진언을 반복하여 부르며, 끄리슈나에 대한 신애에 의하여 윤회적 생존에서 벗어나려는 그들의 사상과 방법은 비슷한 종교운동 가운데 어디까지나 힌두교의 모습이 드러나고 있다. 그러나 그 자신은 '힌두'라는 평가를 받는 것은 옳지 않다고 생각했다. 절대자 끄리슈나는 문화와 민족의 차이를 넘은 정신원리이며, 모든 인간과 모든 장소에 있어서 동등한 혜택을 내리는 존재이다. 그러므로 그 원리가 중핵으로 자리 잡은 끄리슈나 의식운동은 사나따나 다르마(sanātana dharma 영원의 종교, 변치 않는 법法) 그 자체라는 것이다.

이 운동은 미국에서의 화려한 움직임에 비하여 본국 인도에서는 전혀 성장하지 않았다고 평가받는다. 여러 가지 이유가 열거되고 있다. 박띠베단따 본인이 브라만 출신이 아니었기 때문에 사회적 권위를 지니는 데 난점이 있었던 사실도 하나의 원인으로 지적되고 있다.

그들은 끄리슈나신의 이름을 부르는 것을 만뜨라 요가라 칭하고 명상이라고도 부르고 있으나, 이것이 진정한 의미에서 '요가'에 해당하는지는 이견도 있을 것이다. 무엇보다 신에 이르기 위한 노력을 모두 요가라고 규정하면서 광의적으로 해석한다면 '요가'라는 사실에는 의심이 없다.

스와미 기따난다 기리

요가수행자 기따난다 기리(Gitananda Giri 1907~93)도 요가의 전 세계 보급에 족적을 기록한 사람이다. 그는 의사였기에, 요가마하르시 닥터 스와미 기따난다 기리(Yogamaharishi Dr. Swami Gitananda)라고도 불린다.

인도 북서부의 신도 출신의 아버지와 아일랜드인 어머니와의 사이에서 태어난 그는 유소년기부터 스승을 따라 요가와 딴뜨라를 배웠다. 16세에 인도에서 영국으로 건너가 의학을 배워 의사로서 제2차 세계대전에 종군했다. 곧 영국에서 캐나다로 이주하여 의료에 종사하는 한편, 각지에 요가교실을 개설했다. 벤쿠버를 중심으로 요가를 알리면서, 세계를 여행하며 요가의 보급을 위해 노력했다.

그 후 1967년에 인도로 돌아가, 1972년 남인도 퐁디체리에 본부를 둔 아난다 아슈람을 설립하고 요가교사 양성을 위하여 6개월 집중코스를 매년 개강하면서, 전 세계에 75개 지부를 설립한다. 수많은 서양인이 본부를 방문하여 요가 수행에 힘썼다. 시골 아이들에게 요가나 고전무용을 가르치는 조직적 활동도 했다. 영어 요가잡지를 발간하고, 살아있는 동안 25권의 요가관련 저서를 출판했다. 아난다 아슈람은 스승의 유지를 계승하여, 지금도 활발히 활동을 계속하고 있다.

서양문명의 폐쇄 상황과 인도 정신문화

지금까지 언급했듯이, 국제성으로 채색된 근현대 인도의 종교운동은 서구열강의 인도 진출과 부의 수탈, 영국에 의한 인도의 식민지화 그리고 기독교의 인도선교와 전통문화비판 앞에서 대항적인 성격을 갖고 있다. 서양적 가치관의 우월에 파문을 일으키면서 시작한 측면이 있는 것이다. 나아가 20세기에 발발한 두 차례 세계대

전이나 인류의 퇴폐, 베트남 전쟁에 의한 미국사회의 동요와 혼란은 구미 문명의 막다름과 한계를 드러냈다. 이에 대해 인도 측이 보인 회답·반응의 하나가 힌두교나 구루들의 세계 진출이었다고 말할 수 있다. 가르침의 내용에는 비교秘教·비의秘儀적인 요소도 있어 외부자가 있는 그대로 모두 알기는 어려우나, 이러한 운동에 공통적으로 '요가'라는 요소가 있다는 사실은 분명하다.

하레 *끄리슈나* 운동으로 대표되는 것처럼, 어떻게든 색다른 모습과 행위는 이국적이며 기이한 동양 취미에 지나지 않는다는 인상을 줄지도 모른다. 그럼에도 현대 인도로부터 수출된 정신문화나 종교운동은 종종 '대항문화'의 형태를 취하여, 구미의 합리주의에 편중된 현대문명에 대해 비판적인 사람들, 특히 젊은이들 사이에 어느 정도 침투를 보인 것은 사실로서 기억해야 마땅할 것이다.

현대 요가의 전도사들

이처럼 요가 스승들의 활동과 해외 진출은 1970년대 전후의 제1차 요가 붐과 완만하게 연동하는 것이었다. 이러한 스승들의 요가는, 어느 쪽이냐 하면, 명상이나 정신성에 무게를 두는 것이기도 했다. 첫 번째 요가 붐이 당시 사조와 어울려서 정신적인 부분에 역점을 두게 된 것도 이 흐름에서 잘 이해가 된다.

현대 요가의 대개는 띠르마라이 *끄리슈나마짜르야*(Tirumalai Krishnamacharya 1888~1989) 스승에게 힘입은 바가 크다. 1924년부터 요가를 가르치기 시작하여 1989년에 사망할 때까지, 탁월한 제자들을 길러 하타요가의 구미로의 보급 확대에 커다란 공헌을 했다. 그의 곁에서 K. 빳따비 조이스, B. K. S. 아이엥가, 인드라 데뷔, T. V. K. 데시까짜르(*끄리슈나마짜르야* 스승의 아들) 등 현대 요가를 담당하는 쟁쟁한 요긴들이 육성되었다.

이제 제2차 요가 붐이라고 말하는 현대의 국제적인 요가 육성에 역할을 한 대표적이며 대조적인 구루 두 명을 예로 들어보자. 이 스승들은 하타요가, 다시 말해 육체적인 요소를 중시하는 요가 계열에 속한다. 피트니스계의 현대 요가의 융성에 직간접으로 공헌하고 있는 사람들이라고 말해도 좋다. 다음에 소개하는 구루 두 사람은 현재 활동하고 있는 하타요가계를 대표하는 실천가들이다.

⑴ B. K. S. 아이엥가와 아이엥가 요가

인도에서 활동하는 하타요가의 수행자로 세계적인 명성을 떨치고 있는 이가 B. K. S. 아이엥가(B. K. S. Iyengar)이다. 그는 까르나따가에 태어났으나, 그의 이름을 보면 남인도 따밀계의 비슈누파派(슈리 바이슈나바파派) 브라만 출신이라는 사실을 분명히 알 수 있다(그의 이름을 아앵가라고 표시하는 책이 있으나 이는 영어 발음으로, 정

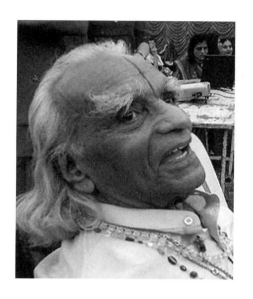

B. K. S. 아이엥가

확하게는 '아이엥가'라고 해야 한다). 그의 요가는 자기 이름을 붙여 '아이엥가 요가'라고 불리며, 하타요가 방법으로서 현대에 가장 널리 알려졌다.

그는 1918년 가난한 브라만 가정에 태어났다. 유소년 때에는 허약체질로, 열이 나거나 설사를 하거나 말라리아에 걸리는 등 몹시 병약했다고 한다. 부친은 아이엥가 소년이 9세 때에 사망하고 만다.

요가와의 만남은 15세 때였다. 아버지를 잃은 그는 의형제로 마이솔에서 요긴으로서 명성을 떨치고 있던 띠르마라이 끄리슈나마짜르야 스승의 곁에 몸을 의지하게 되었다. 그의 곁에서 요가를 시작한 아이엥가는 숙련되면서 순식간에 체력이 증강되었다.

요가의 기량을 지니고, 1937년에는 요가 교사로서 마하라슈뜨라의 뿌네에 이주한다. 이곳에서 그의 요가교사 인생이 시작된다. 그래도 그는 여전히 열심히 요가를 깊이 연구하여, 새로운 시도를 하면서 여러 가지 기법을 마스터해 간다. 평판이 평판을 불러, 제자의 수도 점차 많아졌다.

그의 명성이 해외에 알려진 것은 20세기 중반 무렵이었다. 1952년 우연히 유명한 바이올린 비올라 연주자 유디 메뉴인(헤브라이어로 읽으면 에후디 메뉴인 1916~99)과 친교를 맺는다. 당시 메뉴인은 본인 자신도 요가 실천가였으나, 아이엥가의 진가를 인정하고 런던, 파리, 스위스 등 세계 각지에서 요가를 가르치는 길을 개척하도록 도움을 준다. 아이엥가의 존재를 통해 세계인들은 '요가'와의 해후를 이루고, 그 진수를 접하게 된다. 그는 1974년에 죽은 아내의 이름을 딴 라마마니 기념요가연구소를 뿌네에 열어 후진을 지도했다.

아이엥가는 몸소 모델이 된 사진 해설이 곁들어진 요가책『요가의 등불Light on Yoga』을 저술한다. 유디 메뉴인이 머리말을 써서 1966년에 간행된 그 책은 엄청난 베스트셀러가 되어 '요가의 성서'라고 불리게 된다. 아이엥가 스승 자신의 하타요가 자세 사진이 책

여기저기에 들어가 있어 눈길을 끈다. 비틀즈가 마헤쉬 요기를 방문하기 2년 정도 앞선 일이었다. 하타요가의 주요 교전 『하타요가 쁘라디삐까』는 '하타요가의 등불'을 의미한다. 또한 20세기에 바라데바 미슈라라는 인물이 저술한 『요가 쁘라디삐까(=요가의 등불)』라는 산스끄리뜨어 책도 있다. 아이엥가는 요긴으로서 자부심을 갖고 자기 책에 『요가의 등불』이라는 이름을 붙였을 것이다.

이 책에 소개되는 아이엥가의 요가는 고전 지식을 배경으로 한 엄밀함이 특징이다. 비슈누파의 브라만답게, 요가에 대해서도 유신론적 해석이 이루어지고 있다. 그럼에도 요가 고전이나 요가수행에 대하여 현대의 상식적 입장에서 조화롭게 해석하고 있어, 풍부한 경구가 들어간 현대의 고전이 되고 있다. 하지만 이 책이 고전요가(라자요가)의 입장에서 엄격하게 저술한 책은 아니라는 사실에 유의해야 한다.

이 책은 일본어를 포함하여 세계 17개 어로 번역 출판되어, 요가의 지명도를 단번에 상승시켰다. 그 후 세계적인 요가 붐을 일으킨 책으로도 평가되고 있다. 그는 제1차 요가 붐의 융성에도 관여했고, 제2차 붐의 고조에도 크게 기여했다.

아이엥가의 요가는 전통을 따르면서도, 여러 가지 도구―쿠션, 끈, 샌드백 등―를 자유롭게 받아들인다는 특징이 있다.

아이엥가는 일본으로 말하자면 각각 문화공로자나 문화훈장에 해당하는 '빠드마 슈리'를 1991년에, '빠드마 브샨'을 2002년에 받았다. 그는 요가를 가르친 지 70년이 지났으나, 노령이 된 현재에도 인도의 뿌네를 중심으로 활동을 계속하고 있다.[9] 그의 요가를 가르치는 도장은 세계 각국으로 퍼져 나갔다. 예를 들어 최근 요가 인기가 높아지고 있는 태국의 방콕에도 아이엥가의 요가교실이 있어, 서양인이 교사로서 지도를 하고 있다.

(2) 비끄람 촛토리와 핫요가

전통적으로 요가의 보급에 노력한 B. K. S. 아이엥가 스승과는 어떤 의미에서 대조적인 사람이 비끄람 촛토리(Bikram Choudhury) 스승이다. 그의 저서를 읽으면 그가 아이엥가를 상당히 의식하고 있는 모습을 알 수 있다.

핫요가라는 독특한 방법을 고안하여 비버리힐즈에 요가 선풍을 일으킨 비끄람 촛토리는 1946년에 동인도 꼴까따에서 태어났다. 유아기에 요가를 시작하여, 10대에 인도 전국 요가 콘테스트에서 4년 연속 우승을 차지했다. 그의 구루는 인도에서 서양에 진출한 요가 수행자의 개척자 가운데 한 사람인 빠라마함사 요가난다(전술)의 형제 비슈누 고슈였다. 인도의 사상과 실천을 서양인이 이해할 수 있는 형태로 '번역'하는 일을 중시하는 것이 요가난다 형

---

9   아이엥가는 2014년에 95세의 나이로 임종했다.

제의 생각이었기에, 비끄람은 확실히 충실한 후계자였다고 말할 수 있다. 그의 저서에는 스승이 자주 등장한다.

성인이 되면서 비끄람은 인도와 일본에 요가도장을 열게 된다. 일본 진출은 1970년, 바야흐로 제1차 요가 붐이 한창인 때였다. 그가 지금은 핫요가의 구루로서 세계에 이름을 떨치는 인물이지만, 실은 핫요가라는 착상은 일본에서 요가 스튜디오를 열었을 때의 체험에서 나온 것이었다.

그가 일본에 온 시기는 한겨울인 2월이었다. 그는 도쿄 신주쿠의 잡거빌딩 10층에 요가 스튜디오를 열어 가르치기 시작했다. 그런데 도장이 너무 춥고 몸이 위축되어 수련생들은 제대로 움직이지도 못했다. 수련생들은 집에서 스토브를 가지고 와서 일단 방을 따뜻하게 하고서 요가를 행했더니 근육이나 관절이 부드럽게 되어 크게 효과가 올랐다고 한다. 이것이 '핫요가의 시작'이다.

그 후 하와이에서 요가교실을 시작할 때, 이번에는 실내의 냉방이 너무 차가워 수련생들의 신체가 굳어져 역시 요가가 되지 않았다고 한다. 날씨가 뜨거운 하와이에서 냉방을 온방으로 바꾸어 실내온도를 높여보니, 수련생들의 움직임이 순간 개선되어 효과도 상승했다. 이렇게 해서 그의 핫요가에 대한 확신이 형성되었다. 요컨대 요가가 발달한 인도의 고온다습한 환경을 재현했다고 말해도 무방하다.

얼마 후인 1970년대 초반, 비끄람의 요가는 미국 본토에 상륙한

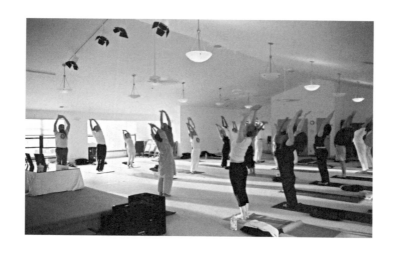

하타요가

다. 캘리포니아 주 할리우드 근교의 비버리힐즈에 요가스튜디오를
개설한 것이다.

핫요가는 스승의 이름을 따서 '비끄람요가'라고 불리는 일이 많
다. 밀폐된 실온 35~40도 정도 유지된 고습도(55~65퍼센트 정도)의
방에서, 엄선된 26종의 하타요가 체위를 연속적으로 행한다. 강습
시간은 1회 90분으로 정해져 있다. 고전 요가에서는 실천의 시간
적인 길이는 규정하고 있지 않다. '90분간'이라는 시간에는 생리학

적인 의미가 부여되고 있지만, 시간 틀의 설정은 그의 요가가 확실히 현대적이며, 또한 비즈니스적이라는 것을 증명하고 있다. 강습에 엄격한 시간 틀을 설정하여 효율적인 스튜디오 운영이 가능하게 된 것이다.

26종의 아사나에 대해서는 미국에서 그의 저작권이 인정되고 있으나 반발 또한 만만치 않다. 인도의 전통적인 요가 체위에서 선택된 이상, 독점권을 그에게 주는 것은 부당하다는 주장이다. 더 나아가 그의 요가로 건강을 해치거나 부상을 당하는 경우도 있어 소송도 발생하고 있다. 그의 방법을 흉내 낸 핫요가 교실이 무허가로 전미 각지에 생겨, 재판으로까지 번지고 있다.

어쨌든 그의 요가는 할리우드의 유명인들의 지지를 받으면서 세계에서 가장 트랜디한 요가의 하나로서 절대적인 인기를 누리고 있다. 1990년대에 9주 동안의 지도자코스를 개설하여 교사를 양성하고, 엄격한 프랜차이즈제를 시행하여 오늘에 이르고 있다. 현재는 세계 최대의 1500개 이상의 요가 스튜디오를 열고, 동일한 환경 동일한 프로그램으로 운영되고 있다. 전 세계 어느 곳이나 있기에, 햄버거 체인을 흉내 내어 '맥요가'라고 험담을 할 정도이다.

덧붙여서 '핫요가'란 어쩌면 '하타요가'를 풍자하거나 빗댄 표현일지도 모른다. '하타요가'는 힌디어로 읽으면 '핱요가'가 된다. 영어의 '핫요가'와 발음을 구별하기 어렵다.

제9장

요가의 현재-'요가의 도시' 싱가포르

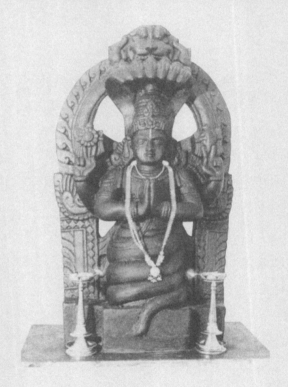

'요가의 실험장' 싱가포르

세계의 다른 지역에서는 요가가 어떻게 받아들여지고 있을까? 다른 나라와 비교해 일본의 상황을 고찰해 보기 위해 이번 장에서는 요가의 선진국 싱가포르의 사례를 소개해 보자.

도시국가 싱가포르에서도 구미의 선진국과 마찬가지로 요가는 큰 인기를 끌고 있다. 그러나 싱가포르의 요가 붐은 일본의 요가 선풍과는 모양을 약간 달리하고 있다.

번화한 거리 오차드로드에 있는 싱가포르 최대 규모의 기노쿠니아 서점(紀伊國屋書店)에는 요가 코너가 설치되어 있는데, 필사적으로 요가 책을 헤아려 보니 233종, 전부 498권(영어책 포함)이 가득 진열되어 있다. 화교가 많은 국가인 만큼 요가 코너 옆에는 중국계의 타이치(태극)나 치공(기공) 코너가 있었지만 사실상 그보다 몇 배의 규모이다.

싱가포르 총 인구의 약 77퍼센트가 화교계로, 인도에서 이민을 온 사람들과 그 자손들은 전체의 8퍼센트를 차지한다. 여기에서 중국의 고전의학, 무술, 권법 전통에 더하여 인도에서 시작한 민간 의료나 아유르베다, 게다가 고전 요가의 지식도 이식되었고, 실천도 계승되어 왔다. 싱가포르의 요가 붐은 이 나라 특유의 토대에서 유래한다고 말할 수 있다. 나아가 싱가포르는 동서양이 교차하는 장소로 최신의 유행에도 지극히 민감하다. 싱가포르는 여러 전통이 공존하고 있으며, 그것이 현대의 문맥으로 갱신되고, 또 쉽게 융화되는 장소이다. 한 마디로 요가의 '전선기지'이며, '실험장'이라고도 부를 수 있다.

더욱이 싱가포르에서는 전통적인 요가 코스도 충실히 이루어지는 반면, 하이브리드요가 등 새로운 방법을 내세운 요가도 다양하게 시도되고 있다. 싱가포르에서의 요가는 연간 1500만~2500만 싱가포르달러(=약 12억~20억 엔)의 규모를 지닌 핵심 '산업'이 되고 있고, 스포츠 센터나 스포츠 스튜디오에서도 경쟁하며 요가를 도입하고 있다. 신규 창업도 잇달아 실로 활황을 띠고 있으며 요가지도자 양성 과정도 적지 않다.

싱가포르가 스트레스가 심해지는 근대화된 도시국가·인공국가라는 사정도 요가나 스파 등의 안티 스트레스 산업(스트레스 대

책산업)이 융성하는 배경이라 할 수 있다. 싱가포르의 한 방송매체
는 요가 스튜디오의 난립을 '우후죽순'이라고까지 험하게 말하고
있다.

시내에 선진적인 요가센터 '트루요가'를 2004년에 설립한 중국
계 패트릭 위 씨는 새로운 취향의 요가에 대한 관심과 수요가 싱가
포르의 요가 붐을 유지하게 한다고 말한다. 전통 요가에 대한 친근
감과 새로운 구성이나 방법의 브랜드가 사람들의 흥미를 일으켜
요가센터로 끌어들이고 있다고 한다. '트루요가'는 시내 중심부의
패셔너블한 지역에 두 개의 스튜디오를 갖추어, 모두 350개의 코스
를 운영하고 있다. 각 클래스 인원은 20~45명으로, 퇴근 후 시간
대 등 붐비는 시간에는 평균 80퍼센트의 정원 충족률을 자랑하고
있다. 일주일에 5차례나 수련하러 오는 여성도 있다고 한다. 위 씨
는 2006년 1월에 시내 중심에 1만6천 평방피트의 스파를 중심으
로 한 시설인 '트루스파'를 설립할 예정이라고 했는데, 그 후에도
사업이 순조롭게 진행되는 듯하다.

퓨전 요가의 유행

싱가포르에서 최근 볼리우드 댄스가 사람들의 관심을 모으고
있다. '볼리우드'란 인도 영화 제작의 중심지 뭄바이(구 봄베이)를 영

화의 도시 할리우드에 빗대어 붙인 이름이다. 요가 학교의 하나인 '댄스 온 어스'에서는 인도 영화의 음악에 맞추어 발레, 재즈, 컨템퍼러리 펑크, 벨리 댄스, 힙합을 결합시킨 춤을 도입한 것을 '볼리우드 댄스'라 부르면서 홍보하고 있다. 주 1회(월 4회) 코스로, 80싱가포르달러(=약 6499엔)이다. 같은 종류의 댄스 요가를 상품으로 하는 요가스쿨만 해도 앞의 '트루요가'를 포함하여 싱가포르 시내에서 총 4곳을 헤아려, 과당경쟁의 양상마저 띠고 있다.

볼리우드 댄스라고 인도계 싱가포르인만을 대상으로 하지는 않는다. 화교계나 말레이시아계의 젊은이들도 분명 관심이 있다. 힌디어 영화는 싱가포르의 텔레비전에서도 자주 방영되고 있으며, 말레이시아계 사람들 사이에는 힌디 영화의 배우들도 인기가 있다. 샤룩 칸이나 아이쉬와라 라이 등은 싱가포르 젊은이라면 누구나 알고 있다.

물론 이러한 하이브리드적 요가나 퓨전계 요가에 대해 차가운 시선도 존재한다. 특히 나이 불문하고 전통적인 요가의 효력을 믿는 교사나 생도의 경우가 그렇다. 융합이 꾀해지는 요가 이외의 체계와 전통적인 요가와는 애초에 성격을 달리한다는 것이 그들의 주장이다. 예를 들어 전통 요가의 호흡법과 필라테스의 호흡법은 완전히 다르다고 그들은 주장한다. 이질적인 것들을 짜 맞추어 탁월한 것이 생겨날 리가 없다는 주장이다.

싱가포르의 또 다른 유명한 요가센터인 '플레닛요가'도 이러한 생각에 따라 주 1회의 컴뱃요가(발차기, 펀치, 자세나 모습을 도입한 요가)를 없애고, 전통적인 요가 전수에 집중하고 있다고 한다. 단지 컴뱃요가의 도입 자체가 사람들의 요구사항을 받아들인 결과이기에, 퓨전계 요가에 대한 수요는 분명 줄지 않을 것이다.

요가로 인한 부상에 대한 경종

요가 강습에 따라서 부상을 입는 경우도 빈발하고 있다. 그중에는 경추를 삐거나 어깨가 튕겨 나가거나 척추가 손상되는 심각한 부상도 포함된다. 일본 요가수행의 개척자인 사호다 쓰루지가 이미 30년 전에 경고한 일이 실제로 일어나고 있다.

싱가포르의 일간지 《The Straits Times》 특집호(2005년 11월 23일자)는 20년 경력인 접골 의사의 이야기로, 요가가 원인이 되어 치료를 위해 방문하는 환자가 최근 5년 사이에 2배로 증가했다는 사실을 소개하고 있다. 치료 환자는 20-30대 여성으로 요가 자세를 유지하지 못하고 손목을 다치는 증상이 대부분이지만, 연화좌(결가부좌라고도 함)를 하여 무릎 인대가 상한 같은 연령대의 수련생도 눈에 띈다고 한다. 대개는 요가교사의 무리한 포즈 강요 때문이라 한다. 요가를 처음 시작할 때는 의사와 상담하라는 카이로우프랙터(chiropractor, 척추지압요법사)의 충고도 이 신문에서 소개하고 있다.

같은 신문의 '독자의 소리'를 보면, 요가로 부상당했는데 해당 요가스쿨로부터 그 부상에는 요가가 효과가 있다는 정반대의 조언을 들어 입을 다물었다는 실화도 실려 있다. 이에 더불어 요가스쿨의 '돈벌이주의'를 비판하는 목소리도 높다.

이처럼 민족을 뛰어넘는 싱가포르의 요가 열기를 보여주는 상징적인 사건이 있다. 싱가포르에는 크고 작은 여러 화교 종족단체나 종향조직이 있어, 각각의 회관에서 서도나 향토의 언어·문학을 가르치는 코스를 여는 등 다채로운 문화·홍보활동을 펼치고 있다. 그중에서도 기공 교실은 대개 종족회관에 마련되어 있다. 그런데 이러한 노력에도 불구하고 조직으로부터 젊은이들이 서서히 이탈하고 있다고 한다. 속이 탄 어떤 단체(남양조씨총회)가 기공교실 대신에 시험 삼아 요가교실을 도입해 보니, 젊은이들만이 아니라 중년 회원으로부터도 커다란 반향이 있어 꽤 성황이었다고 한다 (《The Straits Times》, 2005년 12월 10일판). 위기감에 쫓긴 새로운 시험은 멋지게 성공하여 종족회관으로 사람들이 돌아와 주최자는 만족하는 얼굴이라고 한다.

이 사례는 요가가 민족 집단의 울타리를 넘어 싱가포르 사회에 기반을 쌓고 있다는 증거이다. 어느새 요가가 인도인의 전유물이 아니라는 사실을 여실히 보여주고 있다.

싱가포르에서의 핫요가

싱가포르 미디어에서도 화제가 되고 있는 최신 요가학원 '퓨어요가'를 방문해 보았다. 여기에 본격적인 핫요가 스튜디오가 개설되어 오픈하우스(무료로 체험하는 코스 등)가 있다고 들었기 때문이다.

이 스쿨은 싱가포르의 번화가 오차드로드 중심에 있는 고도실高島室 타워 최상층(18층) 전체(합계 4000평방피트=약 372평방미터)를 차지하고, 시티호텔의 로비를 생각나게 하는 깔끔한 라운지가 있어, 거기에서 싱가포르의 도심지를 한눈에 내려다볼 수 있다고 한다. 모두 30기의 샤워를 지니고 있는 샤워실이나 탈의실, 나아가 요가상품 판매 공간 등이 있어 편리함을 더하고 있다. 거울에 냉온방을 완비한 스튜디오가 모두 5개실이 있는데, 전체 층 가운데 1600평방피트(약 149평방미터)를 차지한다. 여기에서 1주일에 총 180개의 수업을 진행하고 있다. 이곳은 홍콩에 본거지를 둔 요가학원으로, 홍콩(5개 점포), 쿠알라룸푸르(지금은 폐쇄된 듯하다)에 이은 지점이라 한다. 현재에는 타이페이에도 1개 점포가 개설되어 있다.

나는 전부터 이곳을 한번 체험하려고 마음먹고 있었는데, 당시 일본에서는 어지간히 기회가 없었다. 일정한 설비투자가 필요하기에 소규모인 영세 요가학원에서는 애초에 무리인 것이다. '퓨어요가'에서 체험하는 코스가 있다고 들어서 재빨리 들어가 보았다. 주소나 연락처까지 자세히 기입해야 한다는 설명을 듣고 손님을 놓칠 수 없다는 속셈을 알 수 있었다.

대강 설명을 들은 후에 지정된 스튜디오에 들어가 보니, 1미터 정도의 간격으로 비좁게 요가 매트가 깔려 있다. 요가 중에 옆 사람과 부딪치지는 않을까 하는 의문이 뇌리를 스친다. 15명 정도의 수련생(대개는 20~30대의 여성, 남성은 나를 포함하여 3명뿐)이 기다리는 스튜디오에 나타난 사람은 명치까지 오는 탱크 탑과 짧은 팬티 차림—요컨대 비키니 스타일—으로 발목과 허리에 문신을 새긴 30세 전후의 작은 체격의 서양인 여성이었다. 바로 그녀가 교사였다.

처음 해본 핫요가는 상당히 당혹스러우며 힘들었다. 실내온도가 38도라고 하니, 저온 사우나에서 계속 운동을 하는 모습을 상상하길 바란다. 교사가 지시하는 여러 자세를 틈을 주지 않고 계속 반복한다. 자세를 하나씩 끝내간다는 느낌, 나쁘게 말하자면 쫓기는 느낌이다. 짬짬이 물을 마셔도 좋다고 하지만 휴식시간은 전혀 없었고, 물을 마실 타이밍도 잡기가 어려웠다. 전신에서 땀이 끝없이 떨어져 40분 정도 지났을 때 지쳐 떨어지고 말았다. 실은 전날 밤에도 전통요가의 구루 곁에서 땀을 흘렸기에 무리가 있었는지도 모른다.

완전히 지쳐서 머리가 어질어질해 서늘한 곳을 찾아 스튜디오에서 잠시 벗어나려고 하는데, 교사에게 가로막히고 말았다. 확실히 비끄람의 핫요가에서는 도중에 나가는 것을 원칙적으로 허락하지 않는다. 미국의 핫요가 스튜디오에서 산소결핍 등으로 쓰러져 소송사건도 일어났는데 그와 상관없이 매뉴얼대로 하니 놀라운 것이지 어이없는 것인지....주위를 관찰해보니 나와 마찬가지로 지쳐서 주저앉아 있는 수련생도 적지 않다.

여하튼 90분이 지난 시점에서 오늘의 수업은 겨우 막을 내렸다. 90분이라는 시간도 매뉴얼대로이다. 정해진 총 26종의 포즈를 끝냈는지 아닌지는 머리가 멍하여 기억이 안 난다. 영어로 하는 지시는 정확하며 이해하기 쉽고, 수련생 곁에 가까이 와서 한 사람 한 사람 포즈를 교정하는 등 지도방식은 나름대로 훌륭한 편이다. 인해일(들숨)!이나 엑스해일(날숨)!의 구호도 타이밍이 좋다. 교사가 처음 자기소개에서 말한 것처럼, 여기에서는 실천가가 아니라 교사로 임하는 듯 보인다(하지만 아무리 봐도 '구루'라고는 보이지 않는다). 수련생의 입장에서 말하자면 신체운동을 강요당하고 있다는 느낌마저 든다.

미국계 요가의 이식

요가를 배우려고 온 수련생들은 모두 고등교육을 받아 영어가 가능하며, 경제적으로도 여유가 있는 층으로 보인다. 역으로 말하면 이 학원은 그러한 사람들을 대상으로 하는 것이다. 더욱이 여성 전용 공간의 넓이(남성의 약 3배!)나 설비(탈의실 등)로 보면, 여성을 주요 대상으로 하고 있음이 확실하다.

'퓨어요가'에는 이와 같이 미국에서 유행하고 있는 요가 스타일을 그대로 가지고 온 코스도 있는 등, 전통적인 요가를 중시한다고 강조하는 문구와는 정반대의 인상을 받았다. '비끄람'이라는 이름이 표면에 등장하지는 않지만 내용을 보면 비끄람 요가의 방식 그대로이다. 앞장에서 다룬 것처럼, 비끄람의 핫요가는 26종의 포즈를 기본으로 하여 각각 지적 소유권이 설정되었다고 한다. 미국 등에서는 위반한 사람에 대한 소송도 제기되고 있다. 이 요가를 가르치려면 정규 트레이닝 프로그램을 받고나서 조직의 인정을 받아야 한다. '퓨어요가' 수업이 조직으로부터 정식의 인가를 받은 것인지 아닌지는 알 수 없다.

이 요가학원에는 핫요가와 병행하여 '음요가' 코스도 있다. 이곳의 안내원에게 물어보니 천천히 하는 편한 요가라고 설명할 뿐 전혀 정보가 없었다. 팸플릿 등을 참조하니 음양도의 음의 관념에서 유래하여 타이치나 기공과 요가의 기술을 접합한 타오이스트 요가(도교적 요소를 받아들인 요가)의 하나라고 한다. 이 요가학원은 전통요가를 중시하는 학교라고 선전했으나, '퓨어요가'라는 이름과 반대로 실제로는 최근 유행하는 요가나 퓨전계 요가도 구별하지 않고 가르치고 있는 듯하다.

나의 구루가 하는 요가교실

싱가포르에서 내가 가르침을 받은 요가 구루를 소개해보자. 그는 (2008년 시점에서) 43세로 싱가포르에서 출생한 인도계(따밀계) 싱가포르인이다. 뒤로 넘긴 머리카락을 길러 뒤에서 묶고 있다(요가를 수행하는 사람은 머리카락을 길러야 한다는 것이 구루의 특별한 논리이다. 파워가 오르기 때문이다). 그는 인도에서 본격적으로 지도자 수련을 거듭하여 요가를 마스터하고 있다.

주 1회 레슨은 요가 스튜디오가 아니라 다운타운에 있는 한 힌두사원 부속 다목적홀에서 행해진다. 보통은 힌두교도의 결혼식장으로 이용되는 장소이다. 싱가포르의 힌두사원은 여기에 한하지 않고, 대개가 저렴한 요금으로 요가코스를 운영한다든가 공간을 제공하여, 일반 사람들에 대한 요가 보급에 중요한 역할을 하고 있다.

우리가 수련했던 곳은 한 달 사례비가 25싱가포르달러(약 2000엔). 트랜디한 요가학원에 비교해 몇 분의 일에 불과하다. 돈의 자릿수가 하나 적다. 따라서 냉온방은 없다. 싱가포르는 그렇지 않아도 덥기에, 자연 핫요가라고 말할 정도이다. 비치된 요가 매트도 없어서 돗자리를 펼쳐 그 위에서 수행하는데, 각자 매트나 수건을 지참한다. 퇴근길 복장 그대로 요가를 수행하는 사람들도 있어, 뽐내는 분위기와는 다르다. 적어도 트랜디하다고 말하기 힘들다. 전용 샤워

룸이 없고, 탈의실도 화장실로 대용하고 있다. 그러나 평소 인도인이 사용하는 화장실이라 바닥은 물로 흠뻑 젖어있다.

내 수업은 8, 9명이 다니고 있으며, 한 시간 동안 강도 높은 레슨으로 땀을 흘린다. 남녀비율은 반반이다. 수련생은 일정하지 않아 매번 같은 멤버가 모이는 일은 드물다. 수련생의 평균연령은 40세 후반이라고 한다. 대부분이 따밀계 싱가포르인이지만, 그 중에는 60세가 되는 화교계의 여성도 있다. 10년간 요가를 실천하여 병을 앓지 않고 지내왔다는 자부심이 있다. 그녀는 신체가 매우 부드러워 구루가 예시하는 포즈는 대개 어려움 없이 소화한다. 매월 사례비 모으는 일도 하고 있어, 구루의 금고지기라는 생각이 든다. 교실 전체에 어딘지 모르게 집과 같은 분위기가 감돈다.

나의 구루의 방식(?)

구루가 가르치는 방식은 어떤 의미에서 개성적이고, 나쁘게 말하면 제멋대로이다. '방식'이라고 말할 정도의 것이 없다. 일찍 찾아온 수련생과 식사도 하다가 수련생들이 대강 모이면 모임이 시작된다. 정해진 오후 7시 반보다 15분 정도 늦게 시작하는 것이 보통이다. 여기에서는 현실과 다른 시간이 흐르는 듯하다.

구루 나마스까람(구루에 대한 인사. 합장한 채로 손을 머리 위에 뻗어 등을 펴는 자세)을 하면서, 구루의 말에 맞추어 '옴 나마하 쉬바 야, 쉬바야 나마 옴'(옴, 쉬바신께 공경을 드린다)을 세 차례 반복하여, 긴 따밀어 제목(마음속의 존귀한 빛에게 경배. 근심 없는 마음, 병이 없 는 몸, 가난 없는 삶을, 신이여 내려 주소서! 등등)을 부르면 일련의 요가 가 시작된다. 반드시 가락이 벗어난 소리로 화답하는 인도계 부인 이 한 명 있지만, 이것도 애교이다.

실기에 들어가면 구루가 직접 아사나를 시범 보이고 전원이 동 작을 따라 한다. 포즈는 전부 48종이며, 정해진 순서에 따라 하나 씩 해나간다. 스모와 마찬가지로 '48수'이다.

구루는 이야기를 좋아해 포즈 틈틈이 요가의 이야기부터 그다 지 요가와 관계없는 화제도 다루며, 따밀어(때때로 사투리 영어)로 떠들고, 혼자 웃음 짓기도 하며 기쁨에 찬 모습을 보여준다. 그러나 그의 말은 상당히 억센 따밀어로, 사원 의례를 할 때면 소란스런 종이나 북소리에 사라져 내게는 반 정도 밖에 의미가 이해되지 않 는다. 화교 여성은 그 가르침의 내용을 모두 알 수 없는 것 아닐까? 그 증거로 구루의 설명(?)과 상관없이 마음대로 포즈를 정하기도 한다. 그래도 구루는 아랑곳없이 자기 방식대로 한다.

각각의 수련생에게 다가가서 직접 지도하는 경우는 전혀 없다. 오로지 자기식대로 묵묵히 요가를 한다. 다음 포즈로 넘어갈 때에 도 적절한 지시가 없기 때문에, 수련생들은 주위를 살피면서 동작 을 맞춘다. 초심자라 자세나 팔다리 모양이 안정되지 않을 때는 옆에 있는 수련생이 보다 못하여 친절하게 알려준다. 어떤 의미에서 선생보다 수련생이 잘 가르친다고 할 수 있다. 우리들의 구루는 아무리 봐도 요가교사라기보다는 기본적으로 요가실천가이다.

자연스런 몸의 요가

구루는 무리하게 강요하지 않고, 입버릇처럼 '천천히 천천히'라고 말한다. 이것만은 왠지 영어가 된다. 균형을 잡기 힘든 포즈를 할 때는 벽에 기대어 시도해도 전혀 상관없다. '자연스런 몸'을 취지로 하고 있기에, 어려운 포즈를 할 때는 처음부터 쓸데없는 노력을 하지 않고 쉬고 있는 수련생도 눈에 띤다. 때때로 구루 자신이 아사나의 순서를 틀려, 수련생에게 지적되어 정정되기도 한다. 정말 편안하며 한가로운 광경이다. 한 달에 한 번 정도 본업(트럭운전)에 바쁜 주에는, 구루는 다목적홀에 나타나지 않고 수련생들에게 자습을 시킨다. 예고 없이 구루가 레슨을 제쳐놓았지만, 수련생은 이미 나름대로 방법을 찾아 해결하는 것이다.

구루의 레슨(?)은 비교적 용이한 체위부터 점차 난이도가 높은 것으로 나아가, 양팔로 신체 전체를 지지하는 포즈(바가아사나)나 머리를 대고 거꾸로 서는 자세(시르시아아사나) 등 고난이도의 자세를 거쳐, 위를 보며 몸을 누어 완전 이완하여 호흡을 가다듬는 체위(사바아사나)로 마무리한다. 길게 누워서 마음속으로 쉬바쉬바1, 쉬바쉬바2, 쉬바쉬바3...이라고, 108×4회, 다시 말해 432회 반복한다. 보통 15분 정도가 걸리기 때문에, 수련생 중에는 이 사이 구루의 눈을 피해 요가매트를 접어 돌아갈 채비를 하는 사람들도 있다. 그러나 구루는 낌새를 알아차려도 마음에 두는 기미가 없다. 대개 수련생 쪽에서 먼저 숫자 세기를 끝내기에, 돌아갈 채비를 하지 않는 사람도 구루가 셈을 끝내기를 하릴없이 기다리고 있다. 전원이 (사실은 구루가) 셈을 끝내면 모두 일어나서, 다시 구루 나마스까람의 포즈로 '옴 나마하 쉬바야, 쉬바야 나마 옴'을 3번 부르며 순조롭게 수련이 종료된다.

시간은 벌써 9시를 지나고 있다. 요가 전에 4시간은 식사를 금하고 있기에 모두 배가 고픈 상태이다. 수련생들은 이야기 좋아하는 구루에게 붙잡혀 발이 묶이지 않도록 조심하면서, 허겁지겁 다목적홀을 떠난다. 돌아갈 때에 사원이 아직 닫히지 않은 때에는 성찬(쁘라사다, 신자가 제공하는 신에 대한 공물)을 받을 수 있기에, 신자의 행렬에 줄서서 무료로 제공되는 정식[10]을 받아, 잠시 허기를 달랜다.

---

10 淨食, 불공이나 치성을 드릴 때 먹는 채식으로 된 식사.

나의 구루의 가르침

이 요가교실은 요금만큼은 싸지만 자가용으로 다니는 사람도 있는 등, 수련생의 면면은 매우 다양하다. 남녀 비율도 반반이고 잘하는 사람부터 못하는 사람까지 있다. 수련생의 연령층도 20대부터 60대에 이른다. 사원을 구경하는 김에 약삭빠르게 수련생들에 섞여서 요금도 내지 않고 요가 체험을 하고 돌아가는 '일회성 회원'도 있지만 누구도 흠을 잡지 않는다.

수련생은 인도계는 물론 화교도 있고 일본인(=필자)도 있다. 화교도 일본인도 몽골계 인종이기에 팔다리가 매우 짧다. '땅딸보'를 영어로 말하면 'Humpty Dumpty'인데, 앉아서 복잡한 포즈를 취할 때에 팔다리와 신체의 사이에 틈이 없어져 버려, 하나의 둥글게만 경단과 같은 상태가 된다(이러한 수련생이 나를 포함하여 세 명이 있기에, 나는 아무도 모르게 '경단 3형제'라고 부르고 있다). 그러한 점에서 구루를 비롯하여 인도인은 같은 자세를 취할 때에도 충분히 팔다리와 몸통 사이에 틈이 생겨, 경단이 아니라 제법 요긴이나 요기니로 보인다. 본래 가지고 태어난 체형의 차이겠지만 아무튼 부러울 따름이다.

요가 교실에서 구루의 가르침으로부터 얻은 요가의 정수를 정리하면 다음과 같다.

쉬바신은 태양이며, 대자연이며, 또한 바람이다. 우리들은 요가를 통하여 숨에 집중하고 호흡을 조절하여 쉬바와 하나가 된다.

그 의미에서 자신의 신체는 그 자체가 쉬바를 내부에 지니는 사원이다. 사원에 부정이 있어서는 안 되는 것처럼, 자신의 신체도 항상 돌보아 청결하게 유지해야 한다. 이를 위하여 채식을 하고, 깨끗한 신체로 요가를 수련해야 한다.

요가는 소위 '종교'가 아니다. 요가의 요체는 마음을 무로 하는 것이다. 사념이나 욕망을 떠나 자기에 몰입하여 무가 되어야 한다. 그때야말로 우리들은 진정한 행복을 느끼게 된다.

최근 유행하는 명상이나 염상은 요가의 본질이 아니라 오히려 방해가 된다. 아름다운 피부, 근력증강, 피트니스 등 신체의 외면에 도움 주는 것도 요가가 아니다. 따라서 들뜬 기분의 수련생은 사절이다.

요가는 인간의 내부 다시 말해 호흡기·소화기·순환기를 단련하는 것이다. 요가를 하면 강인한 장기와 유연한 신체를 만들 수 있다. '유연함'이야말로 요가의 궁극적인 의미이며, 진정한 강함을 가져온다. 그러므로 요가에서 이상적인 몸은 마이크 타이슨이 아니라 오히려 브루스 리의 몸이라 할 수 있다. 요가를 수행한 후에는 독소가 빠지면서 평상시보다 짙은 오줌이 나온다.

오줌은 땀이 났기 때문에 색이 짙어지는 것으로 보이지만 여기서는 깊이 파고들지 않겠다.

구루 부인의 임산부요가

구루의 아파트에 저녁식사 초대를 받은 일이 있다. 물론 식사는 채식이었다. 인도에서 맞이한 부인과 아들·딸 등 4명의 식구이다. 그는 나에게 사진 앨범을 하나 내밀었다. 부인이 임신 10개월(해산 달)의 무거운 몸이었을 때에, 거꾸로 서는 힘든 포즈를 포함한 48종의 아사나를 하나하나 실천하는 사진을 가득 담은 앨범이다. 눈을 휘둥그레 하게 만드는 여러 사진들, 이는 바로 임산부요가이다(이 경우에는 출산 전이기에 '임신한 여성을 위한 요가'가 된다). 이것이 지역에서 화제가 되어 싱가포르의 따밀어 신문 『따밀 무라스』에 실렸다고 한다. 그는 당시 기사를 자랑스레 보여주었다. 부인은 인도에서 싱가포르로 시집와서 남편 곁에서 요가를 수행했다. 임산부요가는 일본에서도 주목되고 있으나, 구루의 아내는 유행을 따랐다기보다 남편과 함께 요가를 실천하는 중에 그대로 임신을 하여 요가를 지속한 결과, 매우 자연스럽게 임산부요가로 나아갔던 듯하다. 임산부요가의 선물로서 태어난 구루의 두 아이들은 건강하게 쑥쑥 자라고 있다.

요가를 선택할 수 있는 도시 싱가포르

이와 같이 적은 인원이지만, 한 명의 구루를 중심으로 수행하는 요가교실이 싱가포르에는 무수하게 있다. 가정, 사원, 마을회관 등 여러 장소를 사용하여 정기적으로 요가를 행하고 있다. 한 교실에 10인 정도가 일반적이다. 나의 친구인 문화인류학자의 어머니(인도계)는 지병인 당뇨병에 효과가 있다는 요가를 배우러 주 1회, 가끔씩 수업에 다니고 있다. 그 구루는 유명한 사람으로, 병의 종류에 대응하여 적절한 요가를 지도하고 있다.

싱가포르는 요가를 선택할 수 있는 도시이다. 그것이 일본과 커다란 차이라고 할 수 있다. 확실히 일본에도 요가교실은 수가 적지 않다. 그러나 혼돈상태와 흡사한 일본과 달라 싱가포르의 요가는 인도의 전통적·고전적 요가나 동양의 퓨전계의 요가, 나아가 미국식의 요가까지, 다양한 유래를 수용해 자기의 상태에 맞게 받아들여, 수많은 요가의 종류 중에서 적절한 것을 찾을 수 있다. 요가를 둘러싼 새로운 시도도 계속되고 있다. 싱가포르는 실로 요가의 실험장이며 최전선 기지이다.

일본의 요가도 언뜻 백화요란百花繚亂이다. 그러나 일본의 경우, 이름·명칭은 요란하나 성격이나 내용은 비슷하다. 새로운 내용 없이 되풀이하거나 눈동냥으로 흉내를 낸다. 적어도 싱가포르에 비하여 일본은 진실한 의미에서 다양성이 부족하다. 어느 쪽이 좋은

지는 말하지 않아도 명확할 것이다. 일본의 요가가 진정한 의미에서 '선택할 수 있는' 요가가 되기를 바란다. 인도와 중국의 전통이 양쪽 모두 살아 있는 싱가포르는 확실히 특수한 사례일 것이다. 그러나 일본 요가의 바람직한 상태를 위해 배워야 할 점이 많다고 생각된다.

태국 등의 요가 붐

동남아시아의 요가 붐은 화교계 사람들이 견인하는 형태로 홍콩, 싱가포르, 쿠알라룸푸르에서 눈에 띄게 번성하고 있는데, 서울이나 방콕 등의 대도시에서도 대개 예외 없이 요가 붐이 일어나고 있다.

방콕의 예를 소개해 보자. 교통량이 많기로 알려진 방콕의 도심부, 아소크 거리와 스쿰윗도 거리의 교차점에는 가로 20미터에 이르는 요가 스튜디오 '플래닛 요가'의 거대한 간판이 걸려 있다. 이곳은 홍콩에 본거지를 둔 핫요가가 중심인 초현대적인 요가학원으로, 방콕 시내 8곳에 스튜디오가 있다. 여기서 하는 것은 '요가핫'이라고 칭하는 1회 60~90분의 요가이다. 태국어는 형용사가 뒤에 온다. '핫요가'가 '요가핫'이라고 이름을 바꾸어도 이상하지는 않으나, 비끄람의 핫요가와 같은 것인지 아닌지는 알 수 없다. 인도계 인물을 지도 강사로 내세우고 있다.

시내 중심부에는 비끄람 요가의 스튜디오나 B. K. S. 아이엥가 계통의 요가학원도 있어, 민족의 차이를 묻지 않고 수련생들을 끌고 있다. 아이엥가 계통의 요가학원에서는 서양인이 지도를 맡고 있다. 방콕의 상업지역을 달리는 고가철도 역 앞에도 요가학원의 간판이 여기저기 보인다.

트랜디한 이미지를 내세운 요가학원도 적지 않다. '태국식 마사지의 뉴 제너레이션'이라 이름 붙인 태국 전통 마사지와 요가를 조합한 독특한 스파 마사지점도 만나볼 수 있다. 이에 한하지 않고, 태국 정부가 공인한 마사지 학교 중에서도 요가강좌를 받아들이는 곳이 나타나고 있다. 영어판 여행 가이드 『론리 플래닛Lonely Planet』 시리즈 방콕 편에서도, '내내 이완한 채로 있는 태국인에게 왜 새삼스레 요가가 필요한가?'라고 비꼬는 말을 섞어 대표적인 요가 스튜디오 몇몇 곳을 소개하고 있다.

일전에 방콕에서 텔레비전을 보고 있는데, 문득 이러한 장면을 보았다. 어떤 돈 많은 부인이 운전사가 있는 고급차 뒷좌석에 여유 있게 앉아 있다. 신호를 기다리고 있는 자동차 주위를 몇 명의 거지가 둘러싼다. 부인은 천천히 차문을 열고, 몸에 지닌 고가의 장식품(목걸이 등)을 아까워하지도 않고 거지에게 내민다. 거지들은 설마 하는 생각으로 눈을 희번덕거린다. 돌연 장면이 바뀌어, 그녀가 편안히 요가를 하는 모습이 나온다. 이 광고가 무엇을 홍보하고 있었는지는 기억이 안 난다. 적어도 태국에서 광고에 나올 정도로 요가가 침투되었으며, 그것도 매우 호의적인 이미지(부유함, 관대함, 우아함 등)를 동반하여 인식되고 있음을 알 수 있었다.

방콕 시내에 많은 지점이 있는 로빈슨백화점의 지하 식품매장의 계산대 모니터에 반복하여 비쳐지는 요가 스튜디오 광고가 있다. 현재 인기 절정인 '앱솔루트요가'이다. 요가 포즈를 취한 여성을 화면의 중심에 놓고, 태국어로 설명이 나오고 있다. 그러나 스튜디오의 이름만은 영어 "Absolute Yoga" 그대로이다. 요가의 미국적인 이미지를 전면에 내세우는 것이다. 이 요가 스튜디오는 방콕 중심부 2곳에서 근대적인 요가학원을 운영하고 있다.

아시아 대도시를 중심으로 운영되는 다수의 대규모 요가학원은 규모가 작기는 해도 버젓한 '글로벌 기업'이다. 세계화의 파도는 요가의 세계에도 꾸준히 밀려오고 있다.

요가는 '종교'인가

요가는 소위 '종교'인가? 지금까지의 이론을 근거로 마지막으로 요가와 종교의 문제에 대해 생각해 보자.

요가에서 정신적인 부분이나 종교적인 색채를 짐짓 배제하고, 요가를 신체적인 운동으로 국한하려는 경향이 있다. 이것이 최근 요가 붐의 근저에 있는 것이다. 한편 종교인이나 인도학자와 같이 요가를 정신적인 전통, 특히 인도에서 유래한 기성종교와 불가분하게 결부된 것으로 이해하는 태도도 여전히 뿌리 깊다. 이것은 또 다른 극단이다.

2007년 여름, 전국학회에서 '차세대에 남는 아시아의 문화와 기술'이라는 심포지엄이 열렸다. 내가 요가를 주제로 토론자발표를

했을 때, 논평자도 좌중의 발언자나 질문자도 '요가'는 '종교적 실천'이라고 파악하여 특정의 종교(불교나 힌두교)에 특징적인 실천방법이라는 관점을 포기하지 않았다. 나는 방어만 하고 있었다. 역사적으로는 확실히 그럴 수 있다. 요가가 특정의 종교와 깊은 관계를 쌓아온 것은 움직일 수 없는 사실이다. 나아가 나쁘게도, 옴진리교에 의한 흉악한 사건의 기억이 '요가'에 달라붙어, 요가를 컬트적인 종교와 결합된 '정체를 알 수 없는 수행'이라는 부정적 이미지로 파악하려는 경향도 여전히 적지 않다(옴진리교가 '옴신선의 모임'이라는 요가도장을 전신으로 한 것은 사실이다. 그러나 그 운동은 요가의 본질과는 정반대의 방향으로 전개되었다는 것이 진상이다. 『요가 수뜨라』 2·35에서 '〈요긴에게〉 비폭력이 확립되어 있으면, 그 사람이 있는 곳에는 누구라도 적의를 포기한다'라고 했듯이, 비폭력은 요가 수행의 기본 중의 기본이다. 타인에 대한 폭력을 인정하고 행사한다면, 그것은 이미 요가라고 할 수 없다).

한편 현상적으로는 요가가 종교와의 차이를 뛰어 넘어 전 세계 사람들에게 널리 받아들여지고 있는 것도 틀림없는 사실이다. 현대적 요가는 오히려 기독교권에서 열광적으로 받아들여지고 있다고까지 말할 수 있다.

나는 요가를 신체로부터 마음을 해방시키는 기술의 체계라고 본다. 요가는 '교의'가 아니라 '방법'이다. 이 생각을 받아들인다면 요가의 실천수행은 힌두교 신자나 불교 신자에 한하지 않고, 기독교 신자나 이슬람교 신자, 혹은 무종교의 사람들에게도 육체적, 정신적으로 동등한 일정한 효용을 가지고 있을 것이다. 오늘날에는 기독교 신자 사이에서도 요가가 받아들여져 기도나 명상의 중요한 일부를 이루고 있는 경우가 있다. 요가 사상가 중에는 기독교에 커다란 이해와 관심을 보이고 힌두교와 기독교, 동양과 서양의 융화를 주장하는 사람도 있다. 또한 깊은 요가 명상의 끝에 종교 구별의 무의미함을 깨달은 성자들도 많다.

종교성과 종파성 – 비슷하지만 다른 것

분명히 요가는 사람을 '종교적'이라고 형용되는 경지로 이끌거나, '성스러운 것'에 눈을 뜨게 하는 계기를 내포하고 있음은 확실하다. 그런 의미에서 요가와 종교와의 끊을래야 끊을 수 없는 관계는 부정할 수 없다. 그러나 본질에 있어서 '종교성'과 '종파성'은 차원을 달리하는 것이며, 선을 긋고 있다고 이해해야 한다.

진실한 요가는 종교 사이에 장벽을 만드는 것이 아니다. 종교성과 종파성은 엄격하게 구별해야 한다. 요가는 어떠한 종교에 속한 사람이라도 실천을 하여 신비체험이나 종교적인 영감을 얻거나, 요가의 방법을 신앙 강화에 접목해 사용한다는 의미에서의 '종교성'은 인정할 수 있어도, 특정의 종교나 종파에만 적용되어 의의를 지닌다는 의미에서의 '종파성' 내지는 '종파주의'와는 본질을 달리한다. 요가는 시종일관 종파적 실천이 아니라 넓은 의미에서의 종교적 실천을 이룰 수 있는 계기를 갖추고 있다.

현대 일본의 대표적인 요가 실천가의 한 사람인 반바 히로유키番場裕之는 인도에서 요가의 유래를 설명하는 글에서 다음과 같이 쓰고 있다 (『춘추春秋』478~480호).

요가의 실천은 특정 종파에 한정된 것이 아니라 인도 사상의 근저에 있는 공통된 실천도가 되고 있다.

반바 스승의 이 견해는 정말로 정곡을 찔렀다고 할 수 있다. 요가는 '통종通宗', 다시 말해 종교나 종파의 구별을 넘은 것으로, 인도에서 흥한 종교나 사상은 거의 모두 많든 적든 자기를 깊게 하는 방법으로서 이를 채용, 원용하고 있다. 요가는 편협한 배타성·배외성과는 관계가 없다. 인도의 고전철학(6파 철학)의 전통에서도 요가는 요가학파의 전매특허가 아니라, 학파의 구별을 넘어 널리 실천되어 왔다. 그것은 요가가 일체의 구별을 초월하며 자아의식도 초극한 경지를 궁극적 목표로 삼고 있는 것으로도 알 수 있다. 마찬가지로 요가의 정수를 이룬 사람들이 종교의 차이는 이차적이라고 주장하는 견해도 단순한 우연이거나 동조자를 획득하기 위한 계산이 아니다.

요가의 의의와 효용은 실천에서 '인도'라는 지리적인 영역을 훨씬 넘어선 보편적인 것이다. 사다나요가(빈야사요가의 한 유파)의 실천자로서 알려진 더그 스웬슨Doug Swenson 스승이 저술한 영어 요가 전문서를 읽고 있던 중에, 다음과 같은 문구를 본 적이 있다 (영어판 『요가 흐름의 비밀Mastering the Secrets of Yoga Flow』 XII쪽).

요가의 매력은 보편적인 것이다.

요가는 여러 목적에 도움을 주며 누구의 전유물도 아니다. 무엇보다도 특정의 종교를 섬기는 사람들이나 민족 집단이 독점할 수 없다. 요가는 소위 인류 공통의 재산이며, 그만큼 품을 수 있는 것이 넓다. 예전에 일본의 대학에서 인도문화를 가르쳤던 친구인 라리타 마뉴엘Lalitha Manuel 여사(인도인 프로테스탄트)도 『까르마의 나라에서 – 인도여성에 의한 인도문화입문カルマの國から: インド女性によるインド文化入門』(107쪽)이라는 저서에서 다음과 같이 쓰고 있다.

요가는 어떠한 종교, 어떠한 사상 신조와도 모순·대립되지 않는다.

현대 요가의 실천자로서 이름을 떨친 비끄람 촛토리 선생도 마찬가지로 강조하고 있다.

그의 주장을 간추려 보면 다음과 같다(영어판 『비끄람의 요가*Bi-kram Yoga*』에서 요약).

종교의 차이는 나라와 나라, 사람과 사람, 그리고 자신의 마음 중
에 벽을 쌓아 왔다. 내가 기성종교에 반대해 온 이유가 거기에 있
다. 이 벽을 없애는 것이 나의 사명이다. 우리들의 신체야말로 영혼
이라는 이름의 신이 거주하는 사원이며 교회이다. 이 사원을, 이
교회를 깨끗하게 보전하는 것이야말로 요가의 목적이다.

요가의 의의와 세계종교

요가란 마음을 신체의 얽매임으로부터 해방하는 지혜이며 기
술이다. 우연히 인도에서 시작하여 불교나 힌두교적인 전통 속에서
육성되고 발달했기에, 인도 종교에서 특징적인 것을 보이고 있을
뿐이다. 본질적으로 요가는 특정한 기성종교와 결부된 배타성을
본질로 하는 종류의 실천이 아니다. 인도에서 요가의 역사는 인도
의 어느 기성종교보다도 훨씬 오래 거슬러 올라간다. 요가의 실천
으로부터 얻을 수 있는 깊은 정신적 체험이 수련하는 사람들에게
여러 종교적 영감을 주고, 인도의 여러 종교를 개화시키며 전개되

었다고 생각하는 편이 좋을 듯하다.

그럼에도 불구하고 요가의 세속화가 극에 달한 미국 등에서도 요가의 실천 수련을 통하여 기성종교로 흡수되는 것이 아닌가 하는 회의가 있어, 요가를 의심의 눈초리로 보고 있는 것도 사실이다. 이러한 의심에 대하여 스웬슨 선생은 독자들에게 '요가 수련을 통해 그 사람이 지닌 종교나 신앙이 강해지는 일은 있어도, 요가에 의해 특정의 종교나 종파로 유도되는 일은 없다.'고 보증하고 있다.

특정 종교를 갖지 않은 사람도 요가의 실천은 신체라는 측면에만 머무르지 않는 엄청난 효과를 약속한다. 요가를 하면 몸 상태가 조절될 뿐만이 아니라 기분도 상쾌해진다는 사실은 많은 사람이 증명하고 있다. 그렇지 않다면 종교의 벽이나 민족의 경계를 넘어 이 정도의 인기를 얻을 리 없다.

일본의 요가 도의 개척자인 사호다 쓰루지는 여러 저작 중에서 '요가는 종교'라고 반복하여 단언하고 있다. 그러나 다음과 같이 주장한다(『요가의 종교이념ヨーガの宗教理念』220쪽).

요가는 장래 세계종교가 되어야 할 운명을 지니고 있다고 생각한다.

요가가 만약 '종교'라고 하여도, 편협한 종파성에 쏠려 굳어진다면 세계 종교로 발전되는 일은 도저히 있을 수 없는 이야기이다. 사호다 쓰루지가 주장하는 '종교로서의 요가'를 보충해서 설명하면 '각각의 기성종교·종파의 틀을 넘어 인류의 보편적인 정신성에 깊이 호소하여, 경건한 기분을 각성시키고 고무시키는 힘을 간직한 요가'라고 해석하는 것이 적절하며 스승의 진정한 뜻을 반영할 것이다.

세계의 여러 종교가 요가라는 샘으로부터 얼마간 퍼내어 풍요로워지는 모습을 보면, 사호다 쓰루지가 말하는 '세계종교'란 진실로 이와 같은 것을 가리키고 있다고 생각한다.

사호다 쓰루지는 다음과 같이 쓰고 있다(『요가 근본성전ヨーガ根本聖典』서문).

특정의 신조나 도그마, 신앙형식에 얽매이지 않기에, 요가는 다른 종교와 대립하는 일이 없다. (중략) 요가로 마음의 밭을 기른 위에 다른 종교로 들어간다면, 그 종교의 진정한 장점을 알 수 있게 될 것이다.

사호다 쓰루지의 견해는 정곡을 파악하고 있다. 예를 들어 기독교, 특히 인도의 가톨릭교회에서는 '크리스천 요가'가 주장되어 실천되고 있다. 이는 명상을 도우려는 목적으로 받아들인 것으로, 하타요가(신체의 요가)보다 라자요가(명상의 요가)에 가깝다. 일본에서도 가톨릭교 나하교구那覇市 이시카와石川 교회의 주임사제인 마니랄 크리스 신부(인도 께랄라 출신) 등은 크리스천 요가의 효용을 설명하고, 또한 적극적으로 실천하고 있다. 인도 첸나이에서 사제 교육을 담당하고 있는 아난도 아마라다스 신부(예수회)에게 물어 보았더니, 인도의 예수회에서는 요가도 가르치고 있어 자신도 예전 부터 요가를 실천하고 있다고 한다. 인도 수도회 중에는 수사나 수 녀의 양성과정에 요가를 받아들이는 곳도 많다. 크리스 신부 등의 사례는 요가가 특정 종교의 전유물이 아니라는 사실을 잘 보여주 고 있다.

크리스 신부는 크리스천 요가를 소개하는 글에서 다음과 같이 말하고 있다(『남쪽의 광명南の光明』, 2006년 5월 1일자).

명상은 개개인의 극점이며, 정신적인 체감입니다. 명상은 그 위에 기도를 높이고, 자신의 마음을 깨닫게 해줍니다. 우리들의 마음을 음에서 양으로, 불안에서 평온으로, 불행에서 행복으로 바꾸는 방법을 배울 수 있습니다. 또한 명상은 음의 마음을 이겨내어, 건 설적인 생각을 양육하는 데 도움이 됩니다. 이 심원한 정신수련은 앉아서 명상하고 있을 때만이 아니라, 하루 종일 어디서라도 즐길 수 있습니다.

또한 크리스 신부는 요가에서 사용되는 만뜨라로서 '성모 마리 아에 대한 기원', '마라나타', '나의 모든 것을 바칩니다', '할렐루야',

'살아계신 신의 아들, 불쌍히 여기소서' 등 마음이 특정한 상태에 도달하도록 집중을 도와주는 말을 복창하면 좋다고 조언하고 있다. 이 칼럼은 가톨릭 나하교구의 정식 기관지에 게재된 글이다. 요가가 기독교의 수사나 수녀를 중심으로 받아 들여져, 신자에게도 권해지고 있는 모습이 전해진다. 크리스 신부를 전임지 나하교구 코자교회에서 방문한 적이 있다. 요가의 실천자답게 커다란 포용력을 지닌 분이었다는 인상을 받았다.

인도인 기독교(특히 가톨릭)에 의해 채용된 요가는 어디까지나 명상이나 집중의 수단일 뿐이다. 인도의 전통적 요가가 궁극적으로 목표하는 '성스러운 것과의 합일'과 같은 신비체험은 기독교의 이념에 반한다는 견해가 있는 것도 사실이다.

이러한 의미에서, 필자가 싱가포르에서 배운 구루의 요가교실은 기성종교와 요가와의 관계를 다시 생각하게 해주었다. 구루는 힌두교 사원의 다목적홀을 빌려 요가교실을 운영하고 있음에도 불구하고, 사원에서 의례의 종소리나 기도 소리가 들릴 때마다 힌두교의 형식주의에 대한 비판이 튀어나왔다. 그에 의하면 요가는 '종교'가 아니라고 한다. 지금도 구루의 곁에는 종교나 민족의 차이를 넘어 사람들이 연습에 모이고 있다. 구루와의 수련을 시작할 때에 모두 쉬바신에게 귀명하다는 만뜨라(옴 나마하 쉬바야, 쉬바야 나마 옴)를 부르지만, 그 경우 쉬바는 절대적 신앙이나 현세 이익적인 기원의 대상으로서의 힌두교의 최고신도 제한 없는 능력을 지닌 쉬바파의 지고신도 아니라, 어디까지나 '요가의 시조'로서 존경받는 존재이다. 요가는 누군가가 첫걸음을 가르쳐 주거나 지도해 주었더라도, 결국에는 타인의 힘에 기대지 않고 혼자의 힘으로 수련하여 깊은 곳에 도달해야 한다. 따라서 자각과 자율적인 태도가 필수이다. 우상숭배, 형식주의, 의례중심주의 등과는 관계가 없는 실천이다.

더없이 깊은 요가를 이루면, 인간이나 존재 그 자체의 표면적·표층적인 차이가 아니라 공통성·보편성이 보이게 된다. 요가는 그러한 궁극의 경지와 잇닿아 있는 행위이다. 신과 같은 타자로부터 이익을 유도하는 것이 아니라, 자기 몸과 마음 모두를 제어하는 과정을 다하는 가운데 얻는 체험에 의하여 '성스러운 것'과의 만남을 이룬다는 의미에서 요가는 확실히 신비주의라고 말할 수 있다. 게다가 요가는 기성의 종교와 종파의 차이를 뛰어넘은 곳에서 의식의 지평이 넓어지도록 우리를 이끈다.

요가는 종교의 차이를 따르지 않고, 다른 문화나 민족 집단의 차이를 극복하는 힘과 가능성을 간직하고 있다. 피트니스적인 요가에 머무르지 않고 거기에서 한발 더 나아가 깊은 명상을 목표로 하는 단계까지 나아가게 됐다면, 건강법의 수준을 넘어서 심신의 치유도 실현할 수 있고, 현대의 여러 대립 상황을 극복하는 정신적인 토양을 기를 수 있으리라 생각한다.

저자 후기

착수한 지 3년 정도 되었는데 대체로 독특한 책이라고 생각한다. 지금까지 요가철학의 전문서적은 꽤 많이 저술되었으며 요가 연습을 쉽게 풀어쓴 책은 정말로 엄청나게 출간되었다. 고 사호다 쓰루지 박사의 책과 같이 '연구'와 '실천'을 실제로 양립을 하며 두 가지를 지양하는 듯한 시도는 사호다 쓰루지 박사가 1986년 돌아가신 이후로 일본에서는 없었다고 해도 과언이 아니다. 상황은 다른 나라에서도 비슷하다. 놀랍게도 지금까지 유례없던 요가 붐 속에서도 문헌에 의한 요가 '연구'와 실천에 의한 요가 '실천'이 물과 기름처럼 서로를 받아들이지 못한 채 이루어지고 있다. 이는 머리와 몸, 정신과 육체가 하나로 된다고 이야기하는 요가 본연의 모습과 정면에서 모순된다.

이 책에서는 요가의 역사와 현상을 접합하여 불완전하지만 '연구'와 '실천'을 하나로 묶는 실험을 하려 했다. 역설적이지만 요가에 관해서는 완벽한 전문가도 아주 초심자도 아닌 제3자적인 존재-문자 그대로 양쪽 모두를 연구한 사호다 쓰루지 박사와는 대조적인 존재-이기 때문에 오히려 할 수 있었을지도 모른다.

단지 사호다 쓰루지 박사가 활약했던 당시와 지금은 상황이 크게 변화했다. 지금은 피트니스 계통의 요가가 대유행하여 요가의 효용을 과학자들도 점점 다시 보게 되어 치료나 예방의학을 위한 응용시도가 나타나게 되었다. 또한 대체의학으로서의 요가에도 뜨거운 시선이 모이고 있다. 이런 의미에서 요가는 고전을 근본으로 하는 문헌연구, 의학생리학적인 실증연구, 그리고 실천수행이라는 '삼위일체'의 본연의 상태로 나아가야 하는 대상이 된 것이다. 세 개의 다리를 가진 그릇과도 같이 요가도 이 세 가지가 있다면 어떠한 압력에도 흔들리지 않으며 어떠한 그릇된 간섭에도 꺾이지 않을 것이다. 비유해서 이야기하면, 지금까지의 요가는 안정성이 없는 외다리 허수아비였다. 자칫 상업주의의 외풍에 농락되거나 실천의 뒷받침이 결여된 탁상 위의 학문으로 일관하여, 기울어진 허수아비와 같이 한쪽으로만 편중된 현학적인 요가관을 제시하기도 했다. 이 책이 이러한 편향을 시정하는데 어느 정도까지 기여했는지 걱정스럽지만, 적어도 현재 상황에 대해서는 일정한 경종을 울릴 수 있지 않았나 하고 확신하고 있다.

어떻게든 필자가 탈고를 할 수 있었던 것은 고단샤 출판부의 山崎比呂志 씨의 격려라는 선물 덕분이다. 그러나 이렇게 완성의 시간이 필요했던 것은 무엇보다도 요가 그 자체가 지닌 깊고 넓음 때문이다. 이를 나태한 내 자신에 대한 단 하나의 위로로 삼고 싶다.

2008년 11월 2일

'요가 컨퍼런스 2008' 참석 차 들린 방콕에서

역자 후기

생소한 이국의 문화였던 요가가 우리나라에 들어와 붐을 이룬 지 꽤 오랜 시간이 지났습니다. 이제 요가는 사설 학원을 비롯하여 국공립 문화센터나 체육시설 등 다양한 장소에서 다양한 형태로 쉽게 접할 수 있는 대중적인 문화가 되었습니다. 이 책의 저자는 일본에서의 요가 붐은 진짜와 가짜가 뒤섞여 구별하기 힘든 그야말로 혼란 상태이며 거품 상태라고 쓰고 있는데, 그러한 상황은 한국도 크게 다르지 않다고 여겨집니다. 저자가 경고하는 잘못된 요가의 실천으로 인한 여러 부작용도 또한 비슷한 양상으로 발생하고 있어, 종종 미디어를 통해 고발되기도 합니다. 이러한 부작용의 가장 큰 원인은 요가가 무엇인지 제대로 이해하지 못하여 생기는 문제라고 봅니다. 요가가 무엇인지 제대로 이해하면 요가의 거품 속에서 진짜를 구별할 수 있으리라 생각합니다.

제 자신이 요가철학을 전공했으며 요가지도자로 일하기도 하지만 우리나라에서 출판된 요가관련 책들은 지나치게 학술적이거나 두서없이 소개하는 피트니스 계통의 책이 대부분이어서 요가의 총제적인 모습을 제대로 소개하는 책이 부족하다고 판단하여 이 책을 번역했습니다.

이 책의 장점은 무엇보다 어려운 요가철학을 쉽게 서술했다는 점입니다. 핵심적인 요가철학을 역사의 흐름에 따라 이해하기 쉽게 체계적으로 서술하여 역사나 철학전공자, 요가강사는 물론, 요가에 관심이 있는 일반인에게도 좋은 책입니다.

특히 이 책을 번역하면서 힌디어나 산스끄리뜨어 등의 용어는 규정된 표기법이 없이 학자마다 모두 달라 한글 표기에 어려운 점이 있었습니다. 이에 저는 최근 학자의 책을 비교 검토하여 원어에 대한 정확한 지식을 중시한 원저자의 뜻에 합당하게 번역하려 노력했습니다. 오랜 시간에 걸쳐 번역을 했지만 책이 출판된 지금은 기쁨보다는 일본어도 인도철학에 대한 이해도 많이 부족한 상태에서 번역을 하여 모처럼의 소중한 책에 누를 끼치지 않았나 하는 걱정이 마음을 무겁게 합니다.

끝으로 이 책이 나오기까지 많은 도움을 준 도서출판 인간사랑의 모든 분들, 권재우 편집장님, 서강대의 곽소현 박사, 이윤미 박사, 한국어판 출간을 흔쾌히 허락해주신 야마시타 히로시 선생님께 진심으로 감사드립니다. 그리고 언제나 버팀목이 되어주는 남편 길형준에게 또한 감사를 전합니다.

부족한 번역이지만 이 한권의 책이 광대한 요가의 세계에 조금이나마 도움이 되리라 희망합니다.

참고문헌

アイアンガー, B.K.S.(沖正弘 譯)『ハタヨガの眞髓』白揚社 2004

今西順吉「サーンキア(哲學)とヨーガ(修行)」,『インド思想(1) (岩波講座東洋思想第5卷)』(岩波書店 1988)

岩本裕『仏教入門』中公新書 1964년

エリアーデ, M (立川武藏 譯)『ヨーガ 1 (エリアーデ著作集 第9卷)』,『ヨーガ 2 (エリアーデ著作集 第10卷)』せりか書房 1875

ゴーピ・クリシュナ, (中島巖 譯)『クンダリニー』平河出版社 1987

ゴンダ, J. (鎧淳 譯)『インド思想史』中公文庫 1990

近藤英夫, NHKスペシャル「四大文明」プロジェクト 編著『四大文明 インダス』日本放送出版 協會 2000

佐保田鶴治『ヨーガ根本聖典』平河出版社 1973

佐保田鶴治『ヨーガ入門 ココロとカラダをよみがえらせる』池田書店 1975

佐保田鶴治『ヨーガの宗敎理念』平河出版社 1976

佐保田鶴治『ウパニシャッドからヨーガへ』平河出版社 1977

佐保田鶴治『續 ヨーガ根本聖典』平河出版社 1978

佐保田鶴治『解說 ヨーガ・スートラ』平河出版社 1980

島岩, 坂田貞二 (編)『聖者たちのインド』春秋社 2000

ジャヤカーンタン (山下博司 譯)『燒身』メコン 1887

S. クヴァラヤーナンダ, S. L. ヴィネーカル, (山田久仁子 譯)『ヨーガ・セラピー』春秋社 2008

高木訷元『古典ヨーガ体系の研究 (高木訷元著作集1)』法藏館 1991

ダスグプタ S,N, (高島淳 譯)『ヨーガとヒンドゥー神秘主義』: せりか書房 1979

立川武藏『ヨーガの哲學』講談社現代新書 1988

奈良毅,田中嫺玉 譯『不滅の言葉－大聖ラーマクリシュナ～不滅の言葉
　　　（コタムリト）』中公文庫 1992

辻直四郎 譯『リグ ヴェーダ讃歌』岩波文庫 1970

辻直四郎 譯『アタルヴァ・ヴェーダ讃歌 古代インドの呪法』岩波文庫,
　　　1979

長尾雅人(編)『バラモン教典 原始仏教（世界の名著1）』中央公論社
　　　1969

橋本泰元, 宮本 久義, 山下 博司,『ヒンドゥー教の事典』東京堂出版
　　　2005

服部正明『古代インドの神秘思想』講談社學術文庫 2005

パラマハンサ・ヨガナンダ『ヨガ行者の一生―聖者ヨガナンダの自叙伝』關
　　　書院新社 1967

原實『古典インドの苦行』春秋社 1979

原實「ヨガと苦行」『インドの思想(3) 岩波講座東洋思想第7卷』岩波書店
　　　1989

番場一雄 (佐保田鶴治 監修)『ヨーガ』平河出版社 1978

番場裕之「ヨーガの呼吸法（上)(中)(下)」『春秋』478－480 2006年 5－7
　　　月

保坂俊司『仏教とヨーガ』東京書籍 2004

堀晄『古代インド文明の謎』吉川弘文館 2008

本多惠『ヨーガ書註解―試譯と研究』平樂寺書店 1978

マッソン・ウルセル (渡辺重朗 譯)『ヨーガ』(文庫クセジュ) 白水社 1976

マニュル,ラリター (山下博司 譯)『カルマの國から: インド女性によるインド
　　　文化入門』私家版 1990

山下博司『原始仏教の實踐論 中村 元 監修, 阿部 慈園 編『原典で讀む
　　　原始仏教の世界』東京書籍 2000

山下博司『ヒンドゥー教とインドの社會』山川出版社 1997

山下博司『ヒンドゥー教 インドという〈謎〉』講談社選書メチエ 2004

山下博司, 岡光信子『インドを知る事典』東京堂出版 2007

湯田豊『ウパニシャッド──翻譯および解説』大東出版社 2000

渡辺 研二『ジャイナ教──非所有・非暴力・非殺生 その教義と實生活』論
　　創社 2005

Alldhin, R.&B,, *Origins of a Civilization,* New Delhi: Viking,1997

Choudhury, Bikram, *Bikram Yoga,* New York: Harper Collins 2007

Feuerstein, Georg, *The Shambhala Encyclopedia of Yoga,,* Bostin & Lon-
　　don, Shambhala Publications, Inc., 1997

Sri Aurobindo, *The Integral Yoga,* Pondicherry: Sri Aurobindo Ash-
　　ram, 1993

Swenson, Doug, *Mastering the Secrets of Yoga Flow,* New York: A Peri-
　　gee Book, 2004

찾아보기

요가의 역사

발행일 1쇄 2019년 7월 30일
지은이 야마시타 히로시
옮긴이 최수련
펴낸이 여국동

펴낸곳 도서출판 인간사랑
출판등록 1983. 1. 26. 제일 - 3호
주소 경기도 고양시 일산동구 백석로 108번길 60 - 5 2층
물류센타 경기도 고양시 일산동구 문원길 13 - 34(문봉동)
전화 031)901 - 8144(대표) | 031)907 - 2003(영업부)
팩스 031)905 - 5815
전자우편 igsr@naver.com
페이스북 http://www.facebook.com/igsrpub
블로그 http://blog.naver.com/igsr
인쇄 인성인쇄 **출력** 현대미디어 **종이** 세원지업사

ISBN 978 - 89 - 7418 - 823 - 8   03510

이 도서의 국립중앙도서관 출판시도서목록(CIP)은 서지정보유통지원시스템 홈페이지(http://seoji.nl.go.kr)와 국가자료공동목록시스템(http://www.nl.go.kr/kolisnet)에서 이용하실 수 있습니다.(CIP제어번호: CIP2019026411)